Katharina Brinkmann

50 Workouts

Bauch, Beine, Po

Die besten Übungsreihen
für eine perfekte Bikinifigur

riva

Bibliografische Information der Deutschen Nationalbibliothek
Die Deutsche Nationalbibliothek verzeichnet diese Publikation in der Deutschen Nationalbibliografie. Detaillierte bibliografische Daten sind im Internet über http://dnb.d-nb.de abrufbar.

Für Fragen und Anregungen:
info@rivaverlag.de

Wichtige Hinweise
Dieses Buch ist für Lernzwecke gedacht. Es stellt keinen Ersatz für eine individuelle medizinische Beratung dar und sollte auch nicht als solcher benutzt werden. Wenn Sie medizinischen Rat einholen wollen, konsultieren Sie bitte einen qualifizierten Arzt. Der Verlag und die Autorin haften für keine nachteiligen Auswirkungen, die in einem direkten oder indirekten Zusammenhang mit den Informationen stehen, die in diesem Buch enthalten sind.

Ausschließlich zum Zweck der besseren Lesbarkeit wurde auf eine genderspezifische Schreibweise sowie eine Mehrfachbezeichnung verzichtet. Alle personenbezogenen Bezeichnungen sind somit geschlechtsneutral zu verstehen.

Originalausgabe
3. Auflage 2021

Türkenstraße 89
80799 München
Tel.: 089 651285-0
Fax: 089 652096

Redaktion: Simone Fischer
Umschlaggestaltung: Manuela Amode, München
Layout: Meike Herzog, www.alpsee-design.de
Satz: Müjde Puzziferri, MP Medien, München
Bildnachweis: Illustrationen auf dem Umschlag und im Innenteil: evoletics – ein Produkt der science on field GmbH
Druck: Florjancic Tisk d.o.o., Slowenien
Printed in the EU

ISBN Print 978-3-7423-1300-3
ISBN E-Book (PDF) 978-3-7453-0995-9
ISBN E-Book (EPUB, Mobi) 978-3-7453-0996-6

Inhalt

Bauch, Beine, Po – die besten Trainingsideen

1

Der Dauerbrenner in jedem Fitnessstudio

Kaum ein anderes Kursformat erfreut sich im Fitnessstudio so großer Beliebtheit wie Bauch-Beine-Po-Kurse, häufig auch als Bodyshaping-Kurse bezeichnet. In der schnelllebigen Fitnessszene ist dieses in den 1980er-Jahren entstandene Trainingskonzept ein echter Dauerbrenner. Das hat gute Gründe: Ein flacher Bauch, straffe Beine und ein knackiger Po sind der Inbegriff einer guten Figur. Genau die Muskelpartien dieser Körperbereiche stehen im Fokus des Trainings. Die Aussage, dass Diäten allein für eine Bikinifigur genügen, sind längst revidiert. Gezieltes Krafttraining und hochintensives Intervalltraining mit Kraft- und Ausdauereinheiten sind die effektivsten Maßnahmen, um Bauch, Beine und Po in Form zu bringen. In diesem Buch findest du Workouts, mit denen die typischen Bikinizonen effektiv trainiert werden. Und das Beste daran ist: Du kannst dir den Gang ins Fitnessstudio sparen. Die Workouts basieren in erster Linie auf Übungen, die das eigene Körpergewicht nutzen, um effektiv zu trainieren. Einfaches Zusatzequipment, das bequem zu Hause deponiert werden kann, macht das Training noch abwechslungsreicher.

Effektiv trainieren

Der innere Schweinehund hat viele Menschen fest im Griff – »Ich habe keine Zeit« ist wohl das häufigste Argument. Aber auch im Trainingsbereich gilt manchmal: Weniger ist mehr. Damit ist in diesem Fall der Trainingsumfang gemeint. Die Zeiten, in denen man 90 Minuten locker trabend durch den Park gejoggt oder gewalkt ist, um mit möglichst geringer Belastung die Fettverbrennung anzuregen, sind vorbei. Neue wissenschaftliche Studien haben in den letzten Jahren bewiesen, dass intensive, kurze Cardioeinheiten deutlich positivere Effekte auf die Gewichtsreduktion haben als lange, moderate Belastungen.

High Intensity Intervall Training, also hochintensives Intervalltraining, kurz HIIT, Zirkeltraining und Tabata sind, was die Trainingseffekte angeht, die Mittel zum Erfolg in Sachen Figurforming. Ein weiterer Punkt, um dem inneren Schweinehund den Wind aus den Segeln zu nehmen, ist die Einfachheit des Trainings. Für die Übungen der Workouts benötigst du keine großen Trainingsgeräte wie Langhanteln, Gewichte oder Fitnessstationen und sparst dir zur Mitgliedschaft im Fitnessstudio zusätzlich noch Geld. Deine Motivation, ein weiteres Argument des Schweinehunds, ist unter diesen simplen Bedingungen deutlich höher. Die größte Motivation stellt aber der Trainingseffekt dar. Gezielte Kräftigungsübungen, um die Muskulatur an den typischen Bikinizonen zu straffen, gepaart mit knackigen Kraftausdauereinheiten im Zirkelcharakter sind Erfolg versprechend, wie du bald sehen wirst.

Der Aufbau der Workouts

Ob Einsteiger oder erfahrener Sportler – mit dem einfachen und strukturierten Aufbau der Workouts in Kapitel 2 ab Seite 14 kannst du direkt mit Training starten. Je nach Zeitbudget, Zielsetzung und Fitnesslevel suchst du dir ein passendes Programm heraus. Du findest intensive Intervalltrainings und klassische Satztrainings und kannst dich anhand der drei Schwierigkeitsgrade nach und nach steigern.

Unterschiedliche Trainingsformen: Satztraining, Zirkeltraining und Tabata

Satztraining: Das klassische Satztraining galt lange als primäre Krafttrainingsmethode. Mittlerweile hat sich, gerade im funktionellen Training ohne Geräte, auch das Zirkeltraining etabliert. Da beides Vorteile mit sich bringt, findest du beide Trainingsformen in den Workouts.

Zirkeltraining: Beim Zirkeltraining werden die Übungen direkt hintereinander ausgeführt. Meist sind es sechs bis zwölf Übungen, die mit einer Pause von 15 bis 30 Sekunden relativ zügig absolviert werden. Im Kraftausdauerbereich werden in der Regel 15 bis 20 Wiederholungen je Übung trainiert, im Satztraining wird jede Übung für zwei bis drei Sätze wiederholt. Das heißt, nach 15 bis 20 Wiederholungen folgt eine kurze Erholungspause, danach wird dieselbe Übung wiederholt und somit auch die gleiche Muskelpartie erneut beansprucht. Der Erschöpfungsgrad der einzelnen Muskelgruppen ist in diesem Fall temporär größer, was vermuten lässt, dass der Kraft- und Muskelzuwachs hier effektiver trainiert wird. Im Zirkeltraining kommen im Gegensatz dazu eher die kardiovaskulären Effekte zum Tragen. Hier gilt: Abwechslung ist das A und O. Der Körper benötigt ständig neue Reize, um sich weiterzuentwickeln. Daher biete ich dir bei den Workouts sowohl Satztraining mit Angabe der Satzzahl als auch Zirkeltraining an.

Tabata: Eine weitere, aktuell sehr populäre Trainingsform ist Tabata, eine Form des HIIT. Grundsätzlich ist Tabata auch eine Form des Zirkeltrainings. Aufgrund der hohen Intensitäten ist es ein besonders geeignetes Herz-Kreislauf-Training und Antrieb für die Fettverbrennung. Ein Tabata besteht aus acht Intervallen und dauert nicht länger als 4 Minuten. Ein Intervall bedeutet 20 Sekunden maximale Belastung und anschließend 10 Sekunden Erholung, bevor die nächsten 20 Sekunden mit hochintensivem Training folgen. Die Übungen bei den Tabata-Workouts 47 bis 50 werden – im Gegensatz zum Satz- und Zirkeltraining – immer nach Belastungszeit ausgeführt. Ziel ist es hier, im vorgegebenen Zeitraum so viele Wiederholungen wie möglich zu schaffen. Grundvorausetzung für den versprochenen Trainingserfolg sind maximale Motivation und volle Ausbelastung. Du findest diese Trainingsform bei den Workouts 47 bis 50. Diese Sortierung steht aufgrund der starken Belastung auch dafür, dass du als Einsteiger zunächst mit den weniger intensiven Workouts starten solltest.

Wiederholungen, Belastungszeit, Pause, Sätze und Intensität

Ein gutes Training benötigt Struktur. Genau aus diesem Grund sind alle 50 Workouts so abgebildet, dass du mit einem Blick eine Übersicht über die Übungen und Übungsdurchführung hast. Zum Verständnis der Pläne erhältst du nun eine kurze Erklärung.

Wiederholungen und Belastungszeit

Bei diesen beiden Kennzahlen geht es um den Umfang der einzelnen Übungen. Sie zeigen dir, wie lange oder wie viele Wiederholungen pro Übung und pro Seite absolviert werden. Bei Übungen, bei denen es sinnvoll ist, die Wiederholungszahl zu zählen, ist diese als Zahl angegeben. Die Angabe zur Wiederholung gilt nur für eine Körperseite. Ist beispielsweise der Ausfallschritt mit zehn Wiederholungen angegeben, gilt das je Seite, danach sollte immer die Seite gewechselt und die Übung auf der anderen Seite wiederholt werden. Das Gleiche gilt für die Belastungszeit. Bei einigen Übungen – vor allem den Ausdauerübungen und den statischen Halteübungen wie der Planke oder dem Seitstütz – ist die Übungsdauer durch eine Zeitangabe in Sekunden angegeben.

Pause

Die Angabe zur Pause (in Sekunden) bezieht sich auf das kurze Zeitfenster nach der Übung. Im Zirkeltraining ist es die Pause, bevor die nächste Übung startet. Im Satztraining, bei dem du die Übungen mehrmals hintereinander wiederholst, bezieht sich die Pause auf die Erholungszeit zwischen jedem Satz.

Sätze

Hier wird der Unterschied zwischen dem Satz- und Zirkeltraining deutlich. Beim Satztraining, das kraftorientierter ist, absolvierst du die Übungen mehrmals nacheinander. Jede dieser Wiederholungen wird als ein Satz bezeichnet. Im Plan stehen beispielsweise 15 Kniebeugen. Wenn diese 15 Wiederholungen geschafft sind, hast du einen Satz abgeschlossen. Darauf folgen die angegebenen Sekunden für die Pause und anschließend der zweite oder vielleicht sogar ein dritter Satz der gleichen Übung. Im Zirkeltraining absolvierst du jede Übung einmal, nach der kurzen Pause folgt die nächste Übung. Hier spricht man von einem Satz, wenn alle Übungen einmal durchgeführt worden sind. Die Satzzahl ist bei den Zirkeltrainingsplänen daher als Rundenzahl angegeben.

Intensität

Damit vom Fitnesseinsteiger bis zum ambitionierten Sportler jeder mit den Workouts trainieren kann, sind die Übungen nach Intensitäten kategorisiert. In den Workouts für Einsteiger sind ausschließlich Übungen der geringen Intensität (1) eingesetzt. Übungen mit der Intensität 2 sind primär in den Workouts für bereits Trainingserfahrene zu finden. Und für die Fortgeschrittenen und Profis ist Intensität 3 die höchste Stufe einer Übung.

Der Aufbau der Workouts

Jedes Workout ist auf einer Doppelseite mit Tabelle dargestellt und zusätzlich illustriert. So findest du auf einen Blick alle Informationen, die du für dein ausgewähltes Workout benötigst. Du solltest alle Übungen der Reihe nach ausführen, damit das Trainingsziel bestmöglich erreicht wird.

Der Schwierigkeitsgrad

Alle Workouts sind mit einem Schwierigkeitsgrad von 1 (für Einsteiger) über 2 (für Trainingserfahrene) bis 3 (für Fortgeschrittene) versehen. Mit wenig Trainingserfahrung oder längerer Pause solltest du mit den Einsteiger-Workouts starten. Sobald du merkst, dass dein Körper nicht mehr genügend gefordert wird, darfst du gern auf die Workouts für Trainingserfahrene umsteigen. Das Gleiche gilt für den Wechsel zu den Workouts für Fortgeschrittene. Wenn du bereits im Training bist, kannst du auch gern direkt mit den Plänen des Schwierigkeitsgrades 2 starten.

Da in den Workouts angegeben ist, welche Intensität die jeweilige Übung hat, kannst du gegebenenfalls auch als Einsteiger mit Workouts beginnen, deren Übungen unterschiedliche Intensitäten aufweisen, und dafür die fortgeschrittenen Übungen etwas langsamer angehen und die Belastungszeit oder Wiederholungszahl reduzieren. Bei einigen Workouts sind mehrere Schwierigkeitsgrade angegeben, zum Beispiel 1 und 2 oder 2 und 3. Hier erhöht sich die Intensität der Übungen, weil du entweder mehr Wiederholungen ausführst oder mit einer längeren Belastungszeit trainierst, die Auswahl der Übungen jedoch unverändert bleibt. Das bedeutet, dass du durch eine Trainingssteigerung dein Fitnesslevel mess- und fühlbar verbesserst.

Zusätzliche Hilfsmittel

- **Kleiner Ball:** Für einige Übungen benötigst du einen kleinen Ball oder einen anderen Gegenstand, den du mit beiden Händen vor dem Körper halten und drücken kannst.
- **Gymnastikball:** In vielen Haushalten ist der Gymnastikball bereits vorhanden, wenn nicht als Trainingsgerät, dann zumindest als Sitzball. Der Ball lässt eine große Übungsvielfalt für ein funktionelles Ganzkörpertraining zu. Erhältlich ist der Gymnastikball in unterschiedlichen Durchmessern, sodass er auf die Körpergröße des Trainierenden abgestimmt werden kann. Bei einer Körpergröße von 155 bis 175 Zentimetern solltest du zu einem Durchmesser von 65 Zentimetern greifen. Bist du zwischen 176 und 185 Zentimeter groß, dann nutze einen Ball mit 75 Zentimeter Durchmesser. Ab einer Körpergröße von 186 Zentimetern sollte der Gymnastikball einen Durchmesser von 85 Zentimetern haben. Mit circa 20 Euro ist der Ball definitiv eine lohnende Investition in dein Training.
- **Gymnastik- oder Miniband:** Die 1,5 bis 2,5 Meter langen Gymnastikbänder sind das wahrscheinlich simpelste und das am weitesten verbreitete Trainingstool. Die Latexbänder sind von verschiedenen Herstellern in verschiedenen Stärken, die sich durch diverse Farben unterscheiden, erhältlich. Ebenfalls einfach und aus diesem Grund mittlerweile genauso bekannt ist das Miniband, ein etwa 20 Zentimeter langer Gummiring, der im Vergleich zum Gymnastikband etwas dünner und ebenfalls in verschiedenen Intensitäten erhältlich ist. Mit 4 bis 6 Euro ist es wohl eines der günstigsten Zusatzgeräte auf dem Markt. Wir nutzen es im Bauch-Beine-Po-Training vor allem für die Abspreizung der Beine nach außen und hinten. Durch den Widerstand, den das Band darstellt, müssen Oberschenkel- und Gesäßmuskulatur noch mehr Kraft aufbringen. Auch das etwas längere Gymnastikband kann dafür gut verwendet werden. Um mit dem Gummiloop ähnlich wie beim Miniband trainieren zu können, wird das Band einfach geknotet.

- **Handtuch:** Ein Handtuch ist ideal bei Varianten des Ausfallschritts. Mithilfe des Handtuchs kann ein Fuß beim Ausfallschritt seitlich oder rückwärts über den Boden gleiten.
- **Kiste:** Für manche Übungen brauchst du eine stabile Kiste oder Box, auf die du einen Fuß stellen kannst, damit dieser erhöht ist.

Basics der Trainingsplanung

- **Regelmäßigkeit zahlt sich aus:** Setze die Workouts aus dem Buch so ein, dass sie Teil deines Alltags und ein fester Bestandteil deines Lebens werden. Du findest im Buch Workouts von 15 bis 45 Minuten, sodass du je nach Zeitbudget trainieren kannst. Ich empfehle dir ein regelmäßiges Training mit den Workouts von zwei- bis dreimal in der Woche. Optimal für die Regeneration, denn diese gehört genauso zum Trainingsprozess wie das Training an sich, ist eine Pause von zwei Tagen. Wenn du öfters trainieren magst, bietet sich ein sogenanntes Split-Training an. Das bedeutet, dass in jedem Training eine spezielle Körperpartie gezielt gekräftigt wird. Im Buch findest du dafür Workouts, die speziell nur auf die Beine, den Bauch oder das Gesäß ausgerichtet sind. Diese kannst du auch an aufeinanderfolgenden Tagen trainieren.
- **Achte auf eine gute Körperhaltung bei der Ausführung der Übungen:** Zum einen vermeidest du dadurch Fehlhaltungen und Überlastungen, zum anderen trainierst du damit zusätzlich zu den großen Körperpartien noch die kleineren, stabilisierenden Muskeln.
- **Wähle die richtige Intensität:** Du sollst dich natürlich nicht überfordern – achte aber darauf, dass dich dein Training fordert. In diesem Fall gilt tatsächlich das Sprichwort »Ohne Fleiß kein Preis«. Um deine Muskulatur zu straffen, muss sie gefordert werden, und um ordentlich Kalorien zu verbrennen, musst du dich aus deiner Komfortzone herausbewegen. Die Workouts sind dazu in drei Schwierigkeitsgrade untergliedert. Die Erklärung dazu findest du auf Seite 9.
- **Kein Training ohne Aufwärmen!** Nimm dir vor jedem Training 5 bis 10 Minuten Zeit, um deinen Körper zu erwärmen. Für optimale Trainingseffekte solltest du auch nach dem Training noch ein paar Minuten zum Dehnen und Entspannen einplanen, um die Regeneration schon an dieser Stelle aktiv zu unterstützen. Auf den folgenden Seiten sind Mobilisationsübungen zum Erwärmen und Dehnpositionen zum Entspannen beschrieben.

Aufwärmen für einen guten Start ins Training

Jedes gute Training braucht Vorbereitung. Starte deshalb jedes Workout mit den folgenden sechs Mobilisationsübungen. Sie mobilisieren alle großen Muskelgruppen durch, sodass deine Sehnen, Bänder, Gelenke und Muskeln optimal vorbereitet sind. Vielleicht hast du auch einen Crosstrainer, Fahrradergometer oder ein Laufband zu Hause. Dies sind alles gute Möglichkeiten, deinen Körper mit 5 bis 10 Minuten Bewegung in Schwung zu bringen. Nimm dir für jede Aufwärmübung 30 bis 60 Sekunden Zeit.

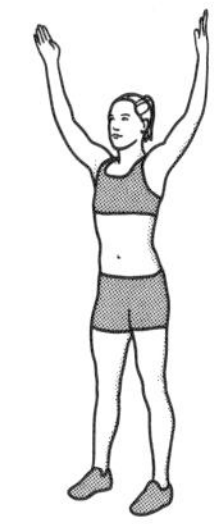

Armkreisen

Einen aufrechten, hüftbreiten Stand einnehmen. Die Arme in einem großen Bogen von vorn nach hinten kreisen.

Diagonales Marschieren

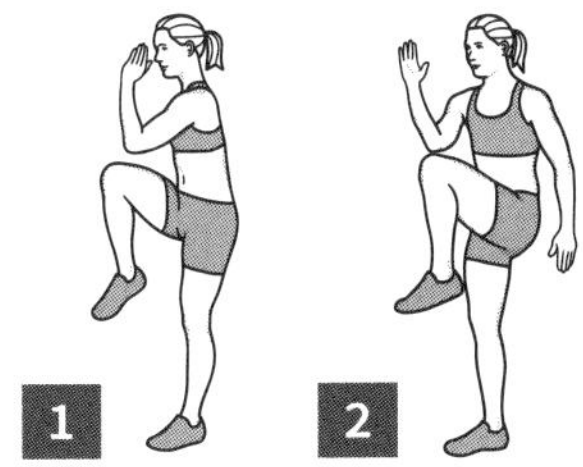

1. Einen aufrechten, hüftbreiten Stand einnehmen. Die Arme neben dem Körper anwinkeln. Ein Knie so hoch wie möglich anheben. Den gegenüberliegenden Arm nach vorn führen. Ellbogen und Knie berühren sich. Der Oberkörper bleibt aufrecht, das Standbein gestreckt.
2. Den angehobenen Fuß abstellen und den Bewegungsablauf mit der anderen Seite wiederholen. Zügig im Wechsel fortfahren.

Dynamischer Wechsel im breiten Grätschstand

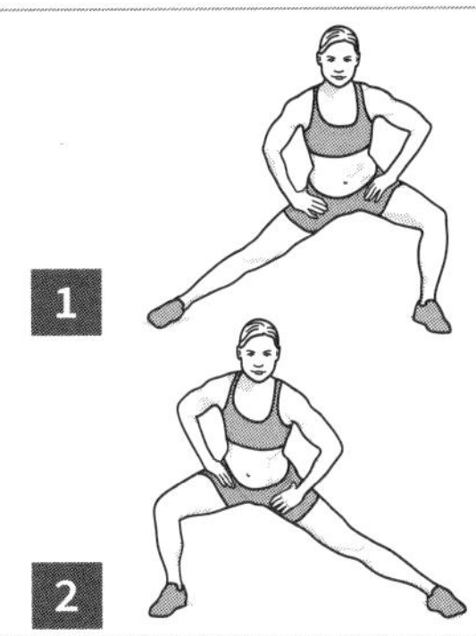

1. Einen breiten Grätschstand einnehmen. Die Füße stehen parallel zueinander. Die Hände an die Hüften legen. Ein Knie beugen und den Körperschwerpunkt auf die Seite des gebeugten Knies verlagern. Das andere Bein bleibt gestreckt.
2. Im Wechsel das rechte und linke Knie beugen. Die Position jeweils für wenige Sekunden halten. Der Blick bleibt nach vorn gerichtet.

Wirbelsäulenmobilisation im Vierfüßlerstand

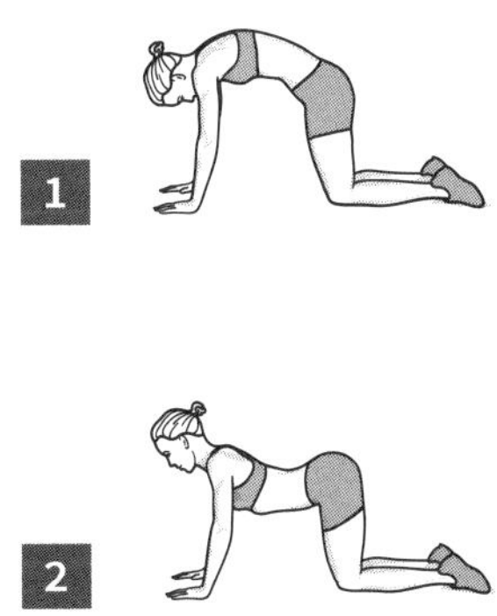

1. Einen Vierfüßlerstand einnehmen. Die Hände befinden sich dabei unter den Schultern, die Knie unter den Hüften. Die Fußrücken auf der Matte auflegen. Nun den Bauchnabel in Richtung Wirbelsäule ziehen und das Becken nach vorn oben ziehen, sodass die Wirbelsäule rund wird. Den Kopf ebenfalls einrollen, sodass sich die gesamte Wirbelsäule rundet. Dabei mit den Händen aktiv vom Boden abdrücken.
2. Danach den Bauch nach unten sinken lassen. Das Becken in die andere Richtung kippen und das Gesäß nach oben schieben. In dieser Bewegung das Brustbein nach vorn und oben schieben. Der Blick wandert leicht nach oben oder vorn. Im fließenden, langsamen Wechsel Beugung und Streckung der Wirbelsäule ausführen.

1 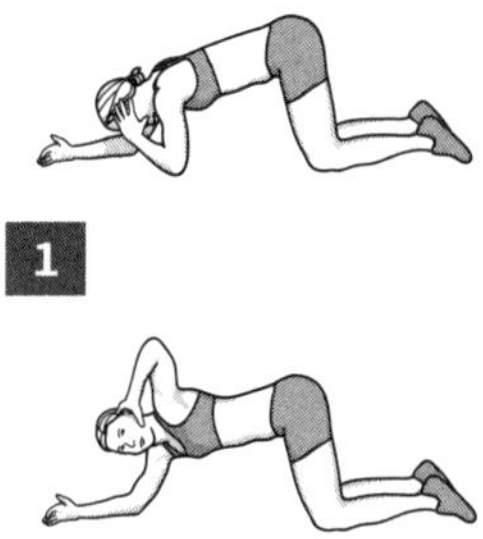 2

Brustwirbelsäulen-Schulter-Mobilisation

1. Einen Vierfüßlerstand einnehmen, bei dem die Unterarme auf der Matte abgelegt sind. Die Ellbogen befinden sich dabei direkt unter den Schultern, die Hüften sind etwas vor den Knien. Die Fingerspitzen einer Hand an die Kopfseite legen. Der Ellbogen ist vom Boden gelöst.
2. In einem fließenden Wechsel zur Seite öffnen und wieder schließen. Der Blick wandert dabei mit dem Ellbogen mit. Danach die Seite wechseln.

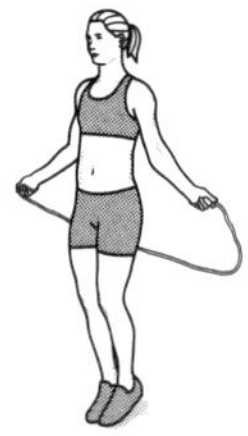

Seilspringen

Einen aufrechten, hüftbreiten Stand einnehmen. Das Seil locker aus den Handgelenken führen und mit kleinen Sprüngen das Seil überwinden. Das sanfte Federn erfolgt aus den Fußspitzen. Wenn kein Seil zur Verfügung steht, mit den Armen synchron zum Hüpfen den Schwung nachahmen.

Dehnen für eine optimale Regeneration

Eine gute Regeneration nach dem Training ist genauso wichtig wie das Training an sich. Während der Erholungsphase sammelt dein Körper wieder Energie, damit du für das nächste Training gut erholt bist. Es ist völlig normal, dass sich dein Körper nach dem Training erschöpft und die Muskulatur platt anfühlt. Die fünf folgenden Dehnübungen sollen für deinen Körper die Regeneration einleiten. Sie sind so ausgewählt, dass speziell die vorher trainierte Muskulatur im Rumpf- und Beinbereich wieder entspannt wird.

Für jede Dehnung gilt: Halte jede Position für mindestens 30 Sekunden. Bei einseitigen Übungen wird jede Seite 30 Sekunden gehalten. Achte auf eine fließende und ruhige Atmung während der Übungsausführung, damit sich auch dein Nervensystem allmählich wieder beruhigt.

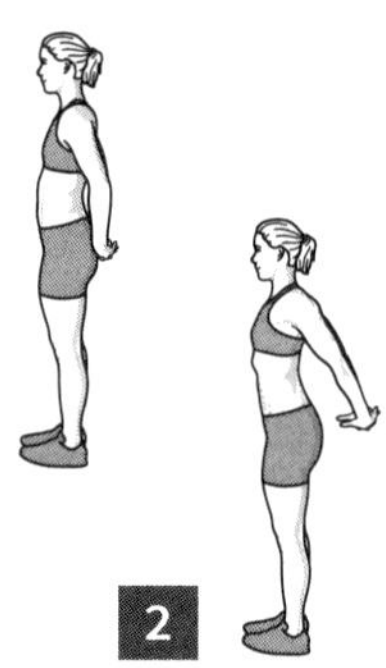 1 2

Dehnung der Brustmuskulatur

1. Einen aufrechten, hüftbreiten Stand einnehmen. Die Hände hinter dem Rücken verschränken. Die Handrücken zeigen dabei nach unten. Den Blick nach vorn richten.
2. Die geschlossenen Hände mit gestreckten Armen langsam nach hinten und oben anheben. Die Schultern dabei nach hinten unten ziehen. Das Brustbein zieht dabei gleichzeitig nach vorn oben, sodass ein leichter Zug in der Brustmuskulatur sowie im vorderen Schulterbereich entsteht.

Dehnung der Oberschenkel- und Hüftbeugemuskulatur

1. Einen großen Ausfallschritt nach vorn ausführen. Das hintere Knie auf dem Boden absetzen. Das vordere Knie befindet sich über dem Sprunggelenk. Den Oberkörper aufrecht halten.
2. Das Becken so weit nach vorn schieben, bis eine Dehnung des Hüftbeugers sowie der Oberschenkelvorderseite auf der Seite des hinteren Beines auftritt.

1

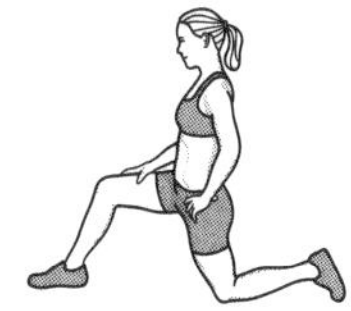

2

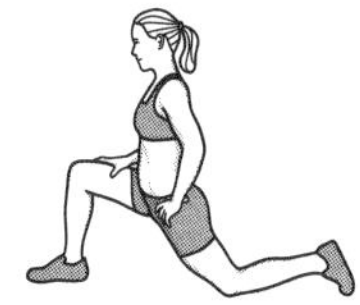

Dehnung der Oberschenkelrückseite

1. In der Rückenlage beginnen. Das rechte Bein lang gestreckt auf dem Boden ablegen. Das linke Bein angewinkelt zum Oberkörper heranziehen.
2. Das linke Bein nach oben strecken. Die Ferse zeigt nach oben zur Decke.

1

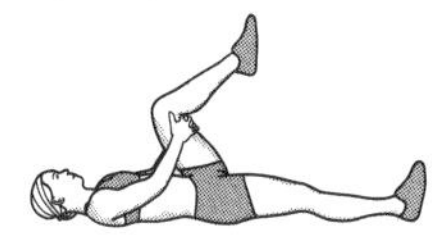

2

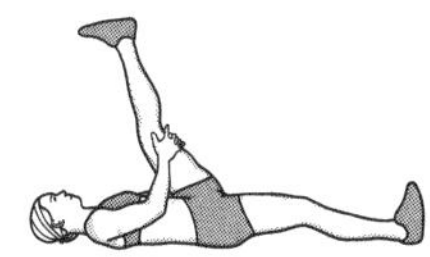

Dehnung von Gesäß-, Rumpf- und Brustmuskulatur

Eine Rückenlage einnehmen und einen Fuß so aufstellen, dass sich das Knie etwa im rechten Winkel befindet. Auf der gleichen Seite den Arm zur Seite ausstrecken. Die Handfläche zeigt dabei nach oben. Nun das aufgestellte Bein auf der gegenüberliegenden Seite ablegen. Den Blick zum ausgestreckten Arm richten.

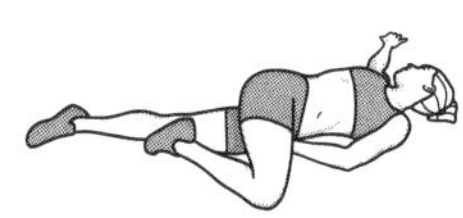

Dehnung der Gesäßmuskulatur

In der Rückenlage beginnen. Die Füße zum Gesäß heranstellen. Die Schultern und den Kopf auf der Matte ablegen. Den rechten Fuß mit der Außenseite auf den linken Oberschenkel auflegen, sodass das rechte Knie nach außen zeigt. Mit beiden Händen den linken Oberschenkel umgreifen und zum Oberkörper heranziehen. Kopf und Schultern bleiben entspannt auf der Matte liegen. Die Dehnung ist in der rechten Gesäßseite zu spüren. Das linke Bein etwas nach links ziehen, um die Dehnung zu intensivieren.

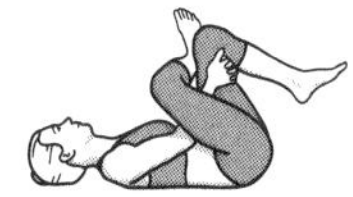

Die Workouts

2

1 Bauch, Beine, Po für Einsteiger 1

Trainingsdauer: 20 Minuten
Benötigte Hilfsmittel: kleiner Ball
Trainingsmodus: Zirkeltraining, 2 Runden

1 2 3

	Übungen	Wiederholungen/ Belastungszeit	Pause in Sek.	Intensität	Seite
1	Aufgespannter Vierfüßlerstand	30 Sek. pro Seite	20	1	115
2	Crunch	10 Wdh.	20	1	118
3	Seitstütz mit angewinkelten Knien	30 Sek. pro Seite	20	1	116
4	Kniebeuge mit Ball	10 Wdh.	20	1	122
5	Beckenheben mit gestreckten Beinen	10 Wdh.	20	1	120
6	Hampelmann	30 Sek.	20	1	112

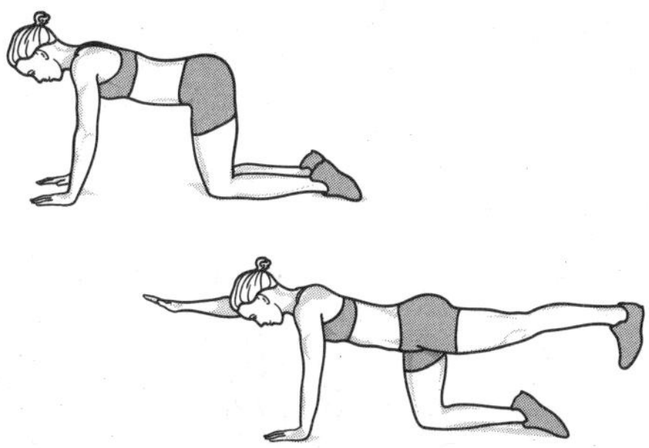

1 Aufgespannter Vierfüßlerstand

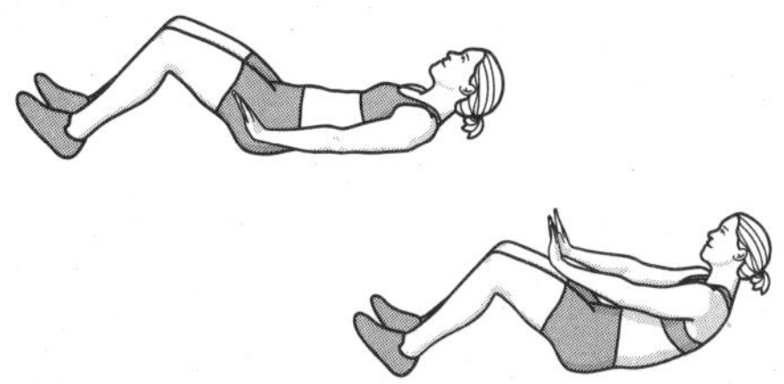

2 Crunch

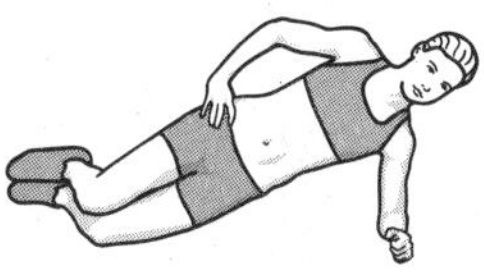

3 Seitstütz mit angewinkelten Knien

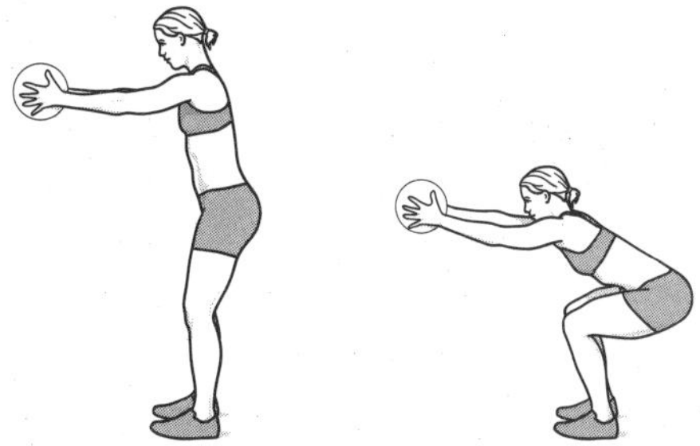

4 Kniebeuge mit Ball

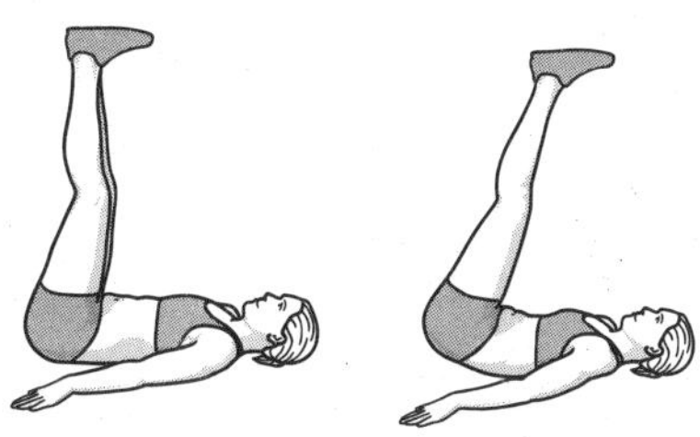

5 Beckenheben mit gestreckten Beinen

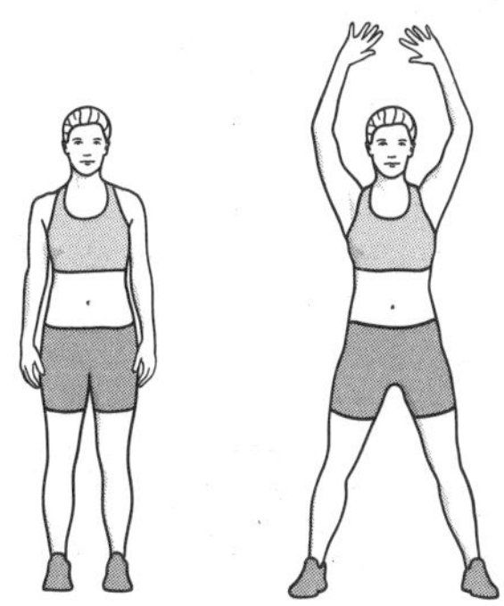

6 Hampelmann

2 Bauch, Beine, Po für Einsteiger 2

Trainingsdauer: 20 Minuten
Benötigte Hilfsmittel: Gymnastikball
Trainingsmodus: Zirkeltraining, 2 Runden

1 2 3

	Übungen	Wiederholungen/ Belastungszeit	Pause in Sek.	Intensität	Seite
1	Unterarmstütz	30 Sek.	20	1	116
2	Diagonaler Crunch mit Gymnastikball	10 Wdh. pro Seite	20	1	118
3	Beckenheben	30 Sek.	20	1	123
4	Ausfallschritt	10 Wdh. pro Seite	20	1	122
5	Umgedrehte Planke mit Gymnastikball	30 Sek.	20	1	124
6	Gesprungener Ausfallschritt	30 Sek.	20	1	112

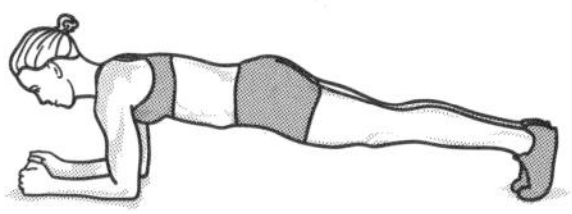

1 Unterarmstütz

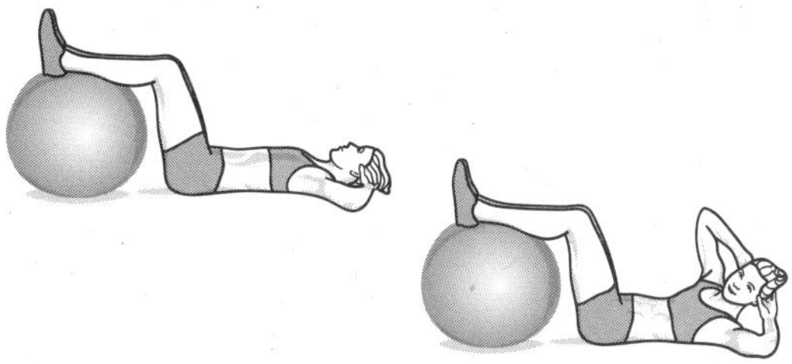

2 Diagonaler Crunch mit Gymnastikball

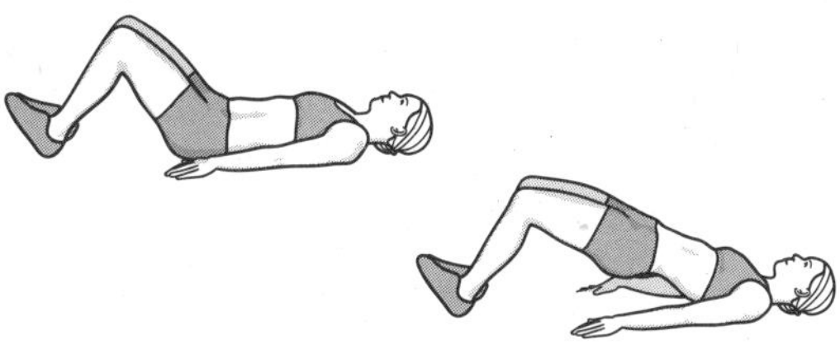

3 Beckenheben

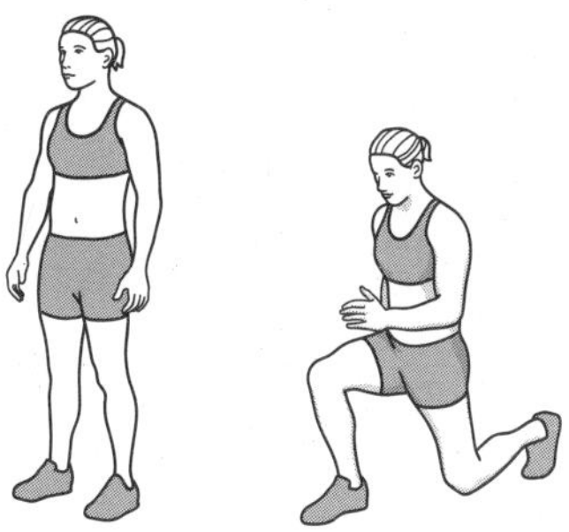

4 Ausfallschritt

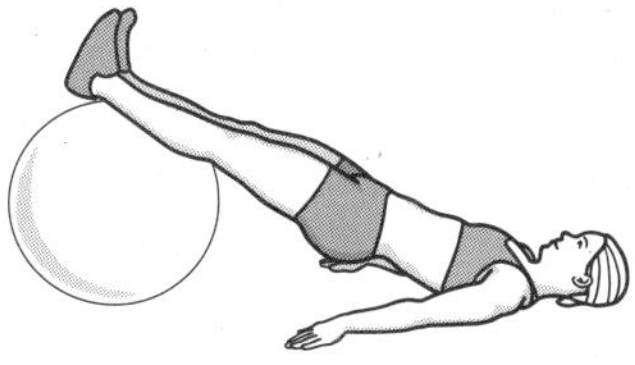

5 Umgedrehte Planke mit Gymnastikball

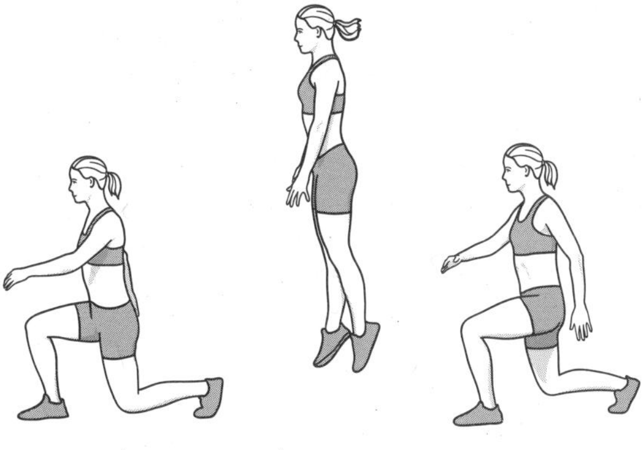

6 Gesprungener Ausfallschritt

3 Bauch, Beine, Po für Einsteiger 3

Trainingsdauer: 35 Minuten
Benötigte Hilfsmittel: kleiner Ball und Gymnastikball
Trainingsmodus: Zirkeltraining, 3 Runden

1 2 3

	Übungen	Wiederholungen/ Belastungszeit	Pause in Sek.	Intensität	Seite
1	Kniebeuge mit Ball	10 Wdh.	20	1	122
2	Wechselseitiges Beinstrecken	10 Wdh.	20	1	118
3	Frontstütz mit Armheben	30 Sek. im Wechsel	20	1	115
4	Dynamischer Seitstütz	10 Wdh. pro Seite	20	1	116
5	Crunch	10 Wdh.	20	1	118
6	Paddeln in der Bauchlage	30 Sek.	20	1	114
7	Rumpfrotation auf dem Gymnastikball	10 Wdh. pro Seite	20	1	121
8	Beinpendel mit gebeugten Beinen	10 Wdh. pro Seite	20	1	121

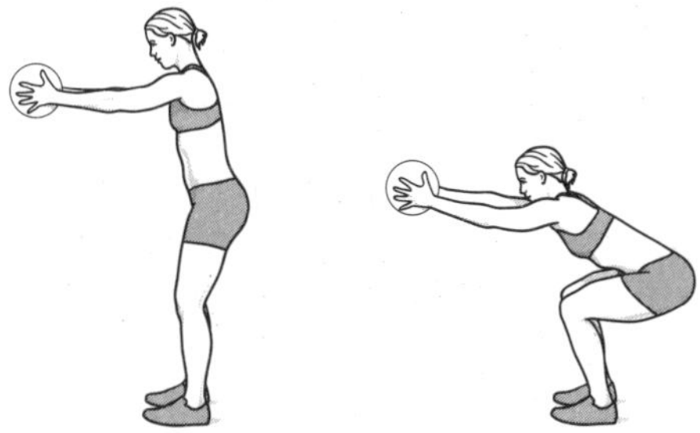

1 Kniebeuge mit Ball

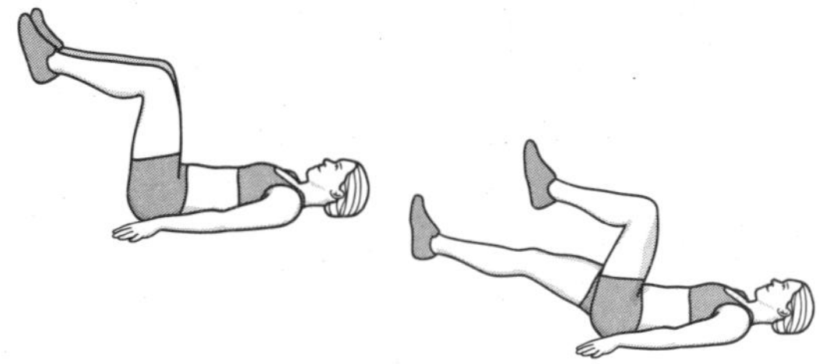

2 Wechselseitiges Beinstrecken

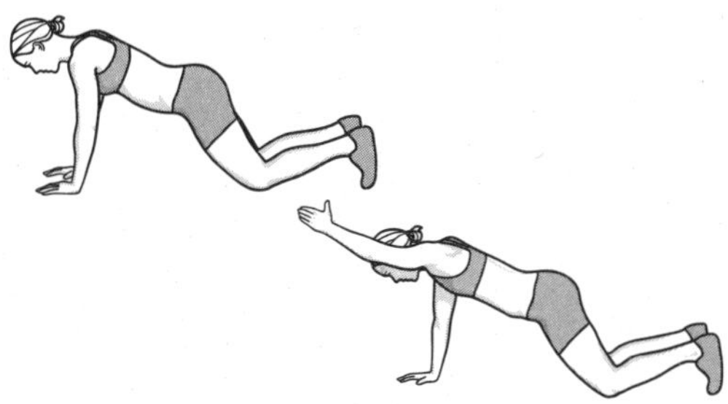

3 Frontstütz mit Armheben

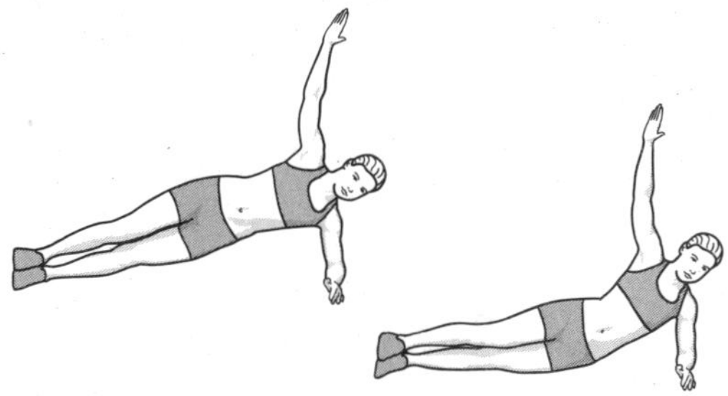

4 Dynamischer Seitstütz

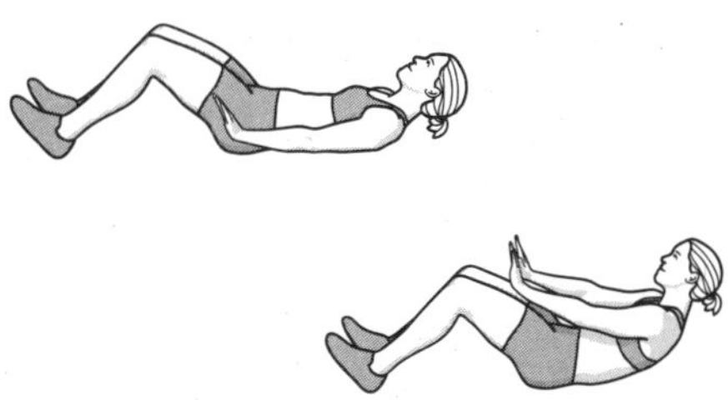

5 Crunch

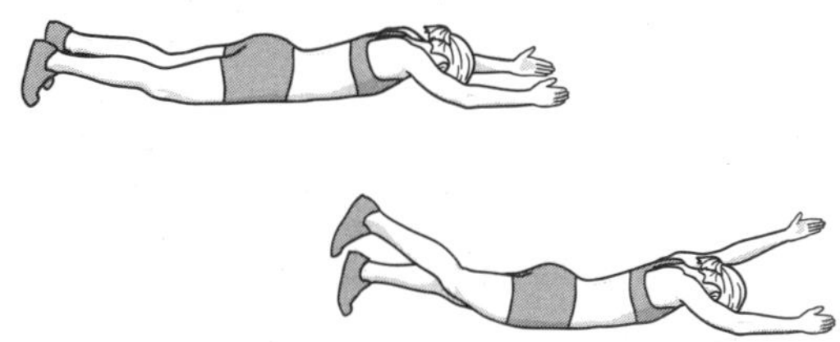

6 Paddeln in der Bauchlage

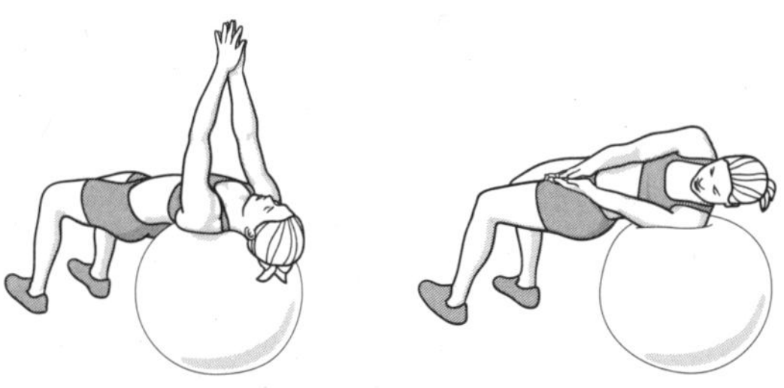

7 Rumpfrotation auf dem Gymnastikball

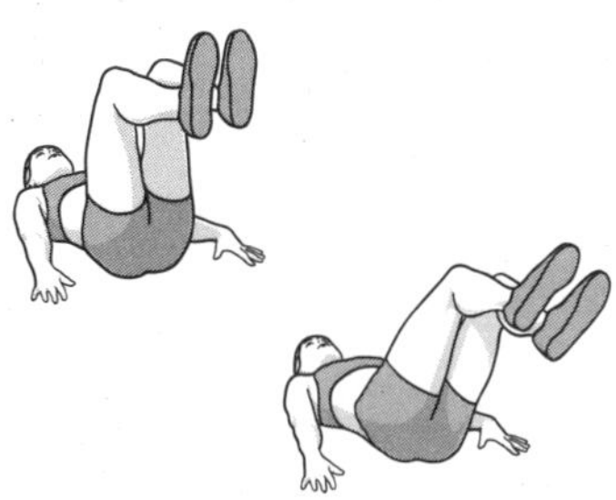

8 Beinpendel mit gebeugten Beinen

4 Bauch, Beine, Po für Einsteiger 4

Trainingsdauer: 30 Minuten
Benötigte Hilfsmittel: Gymnastikball und Gymnastikband
Trainingsmodus: Zirkeltraining, 3 Runden

1 2 3

	Übungen	Wiederholungen/ Belastungszeit	Pause in Sek.	Intensität	Seite
1	Bergsteiger	30 Sek.	20	1	114
2	Umgekehrter Crunch mit Gymnastikball	10 Wdh.	20	1	119
3	Einbeiniges Beckenheben	10 Wdh. pro Seite	20	1	124
4	Beinabspreizen im Stehen	10 Wdh. pro Seite	20	1	126
5	Beinpendel im Stehen	10 Wdh. pro Seite	20	1	125
6	Liegestütz mit abgelegten Knien	10 Wdh.	20	1	114
7	Beinpendel mit gebeugten Beinen	10 Wdh. pro Seite	20	1	121
8	Hampelmann	30 Sek.	20	1	112

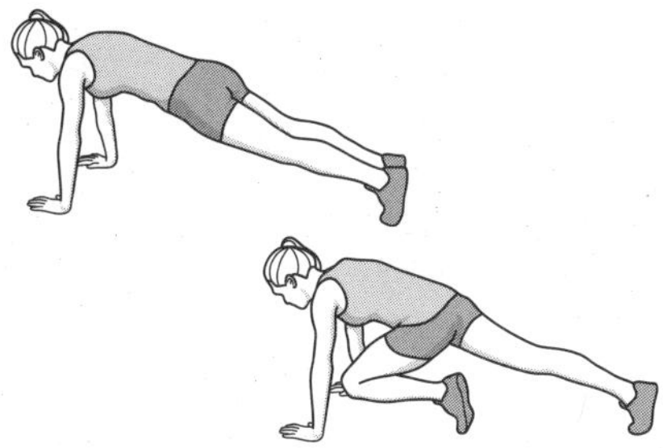

1 Bergsteiger

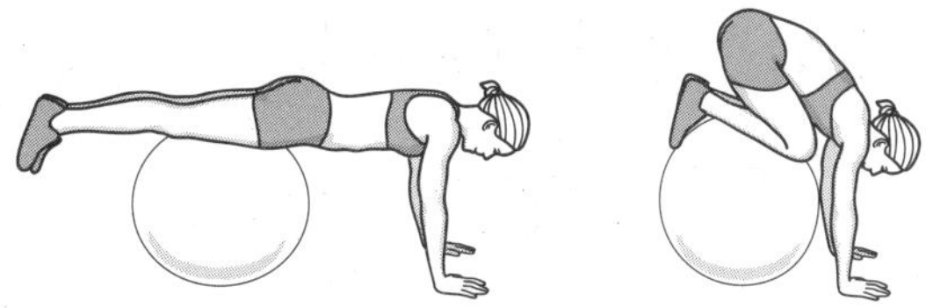

2 Umgekehrter Crunch mit Gymnastikball

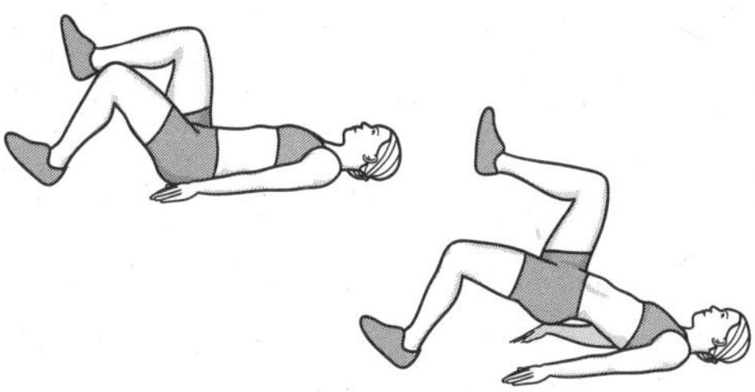

3 Einbeiniges Beckenheben

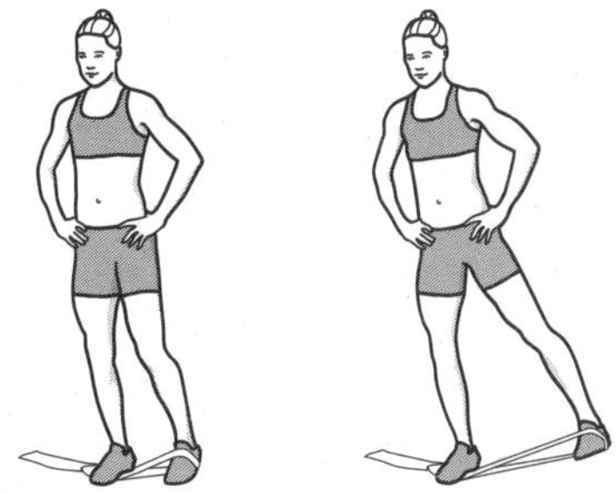

4 Beinabspreizen im Stehen

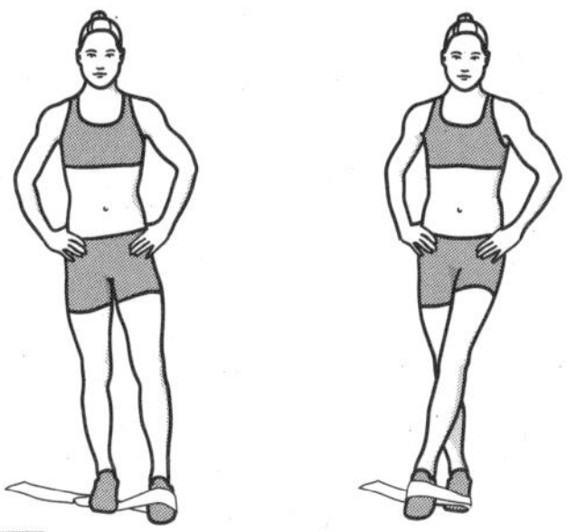

5 Beinpendel im Stehen

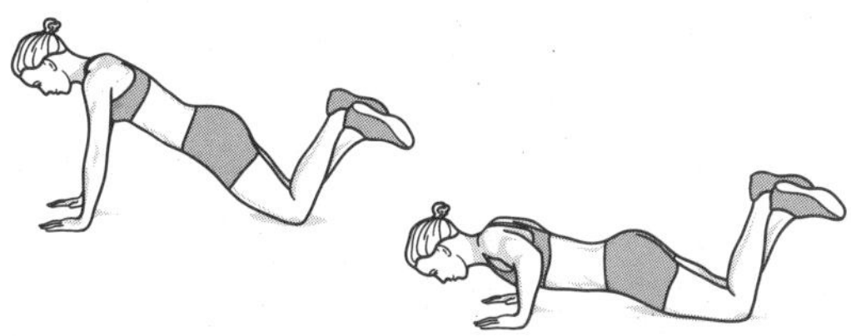

6 Liegestütz mit abgelegten Knien

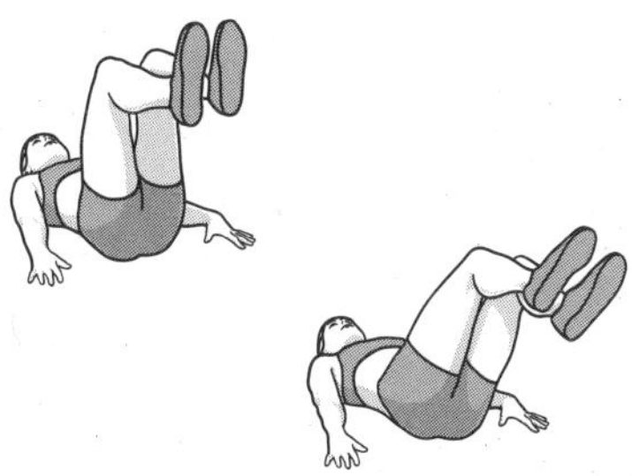

7 Beinpendel mit gebeugten Beinen

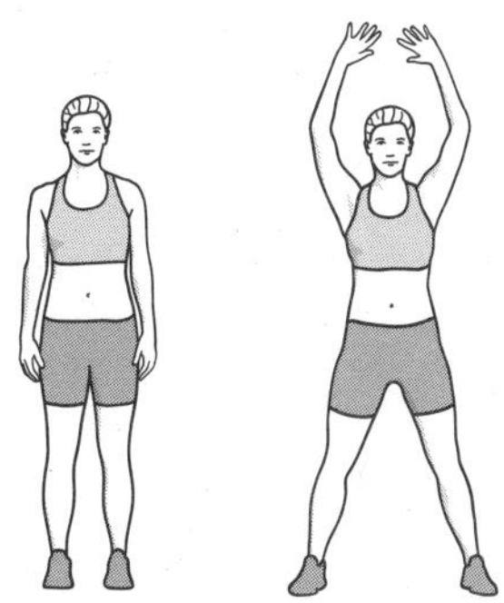

8 Hampelmann

5 Bauch, Beine, Po für Einsteiger 5

Trainingsdauer: 45 Minuten
Benötigte Hilfsmittel: Gymnastikball
Trainingsmodus: Zirkeltraining, 3 Runden

1 2 3

	Übungen	Wiederholungen/ Belastungszeit	Pause in Sek.	Intensität	Seite
1	Hampelmann	30 Sek.	20	1	112
2	Seitstütz mit angewinkelten Knien	30 Sek. pro Seite	20	1	116
3	Vierfüßlerstand mit angehobenen Knien	30 Sek.	20	1	115
4	Ausfallschritt	10 Wdh. pro Seite	20	1	122
5	Seitliches Springen	30 Sek.	20	1	113
6	Wechselseitiges Beinstrecken	10 Wdh.	20	1	118
7	Diagonaler Crunch mit Gymnastikball	15 Wdh. pro Seite	20	1	118
8	Beckenheben	10 Wdh.	20	1	123
9	Rumpfrotation auf dem Gymnastikball	10 Wdh. pro Seite	20	1	121
10	Wadenkräftigung	10 Wdh.	20	1	126

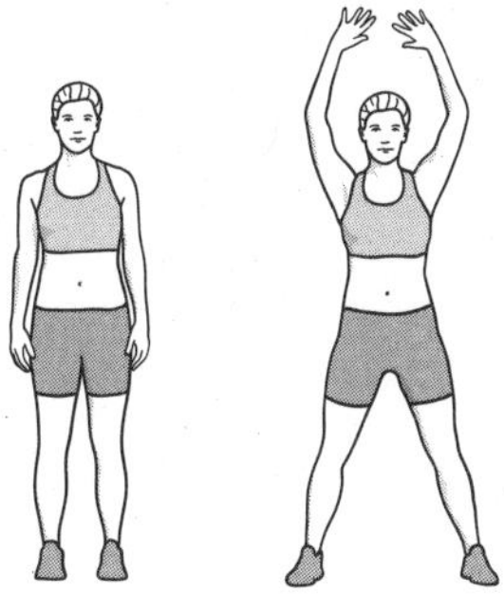

1 Hampelmann

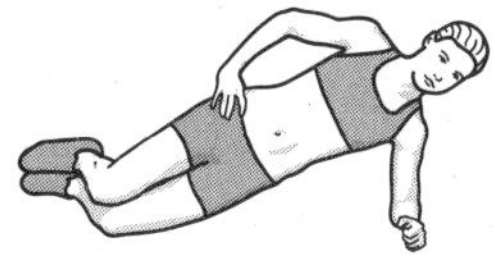

2 Seitstütz mit angewinkelten Knien

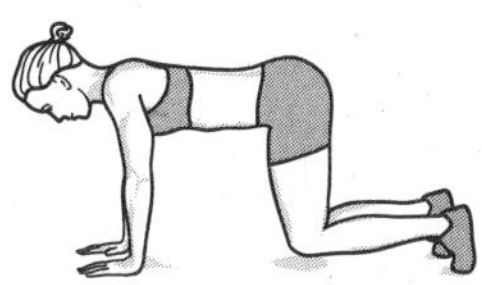

3 Vierfüßlerstand mit angehobenen Knien

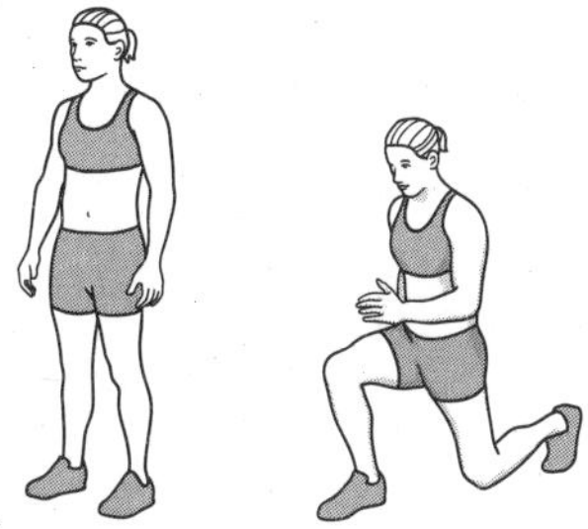

4 Ausfallschritt

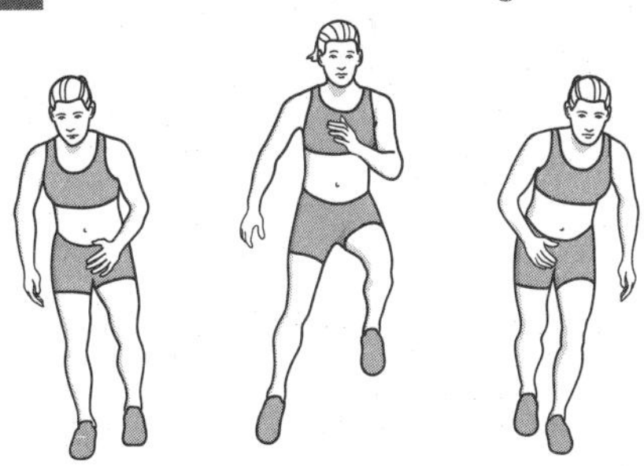

5 Seitliches Springen

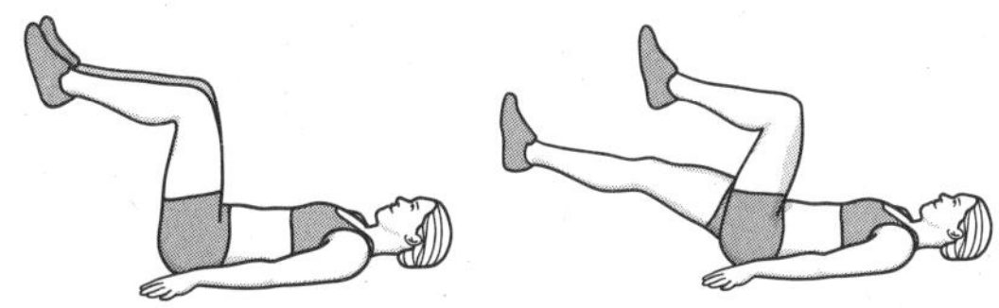

6 Wechselseitiges Beinstrecken

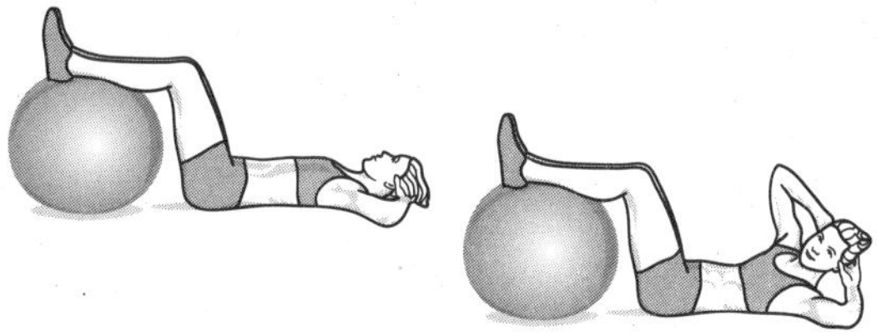

7 Diagonaler Crunch mit Gymnastikball

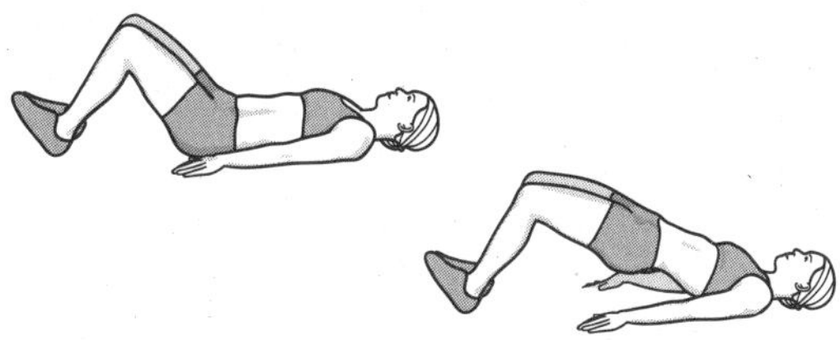

8 Beckenheben

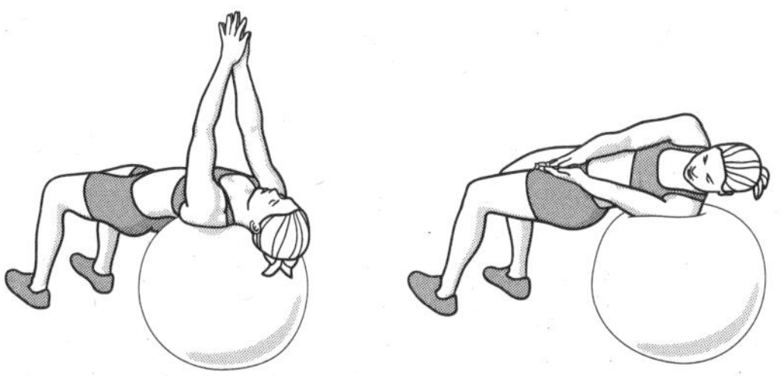

9 Rumpfrotation auf dem Gymnastikball

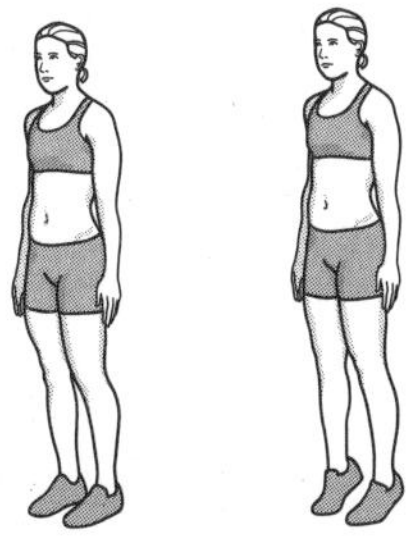

10 Wadenkräftigung

6 Bauch, Beine, Po für Einsteiger 6

Trainingsdauer: 20 Minuten
Benötigte Hilfsmittel: kleiner Ball und Kiste (oder andere Erhöhung)
Trainingsmodus: Satztraining

1 2 3

	Übungen	Wiederholungen/ Belastungszeit	Pause in Sek.	Sätze	Intensität	Seite
1	Frontstütz mit Armheben	30 Sek. im Wechsel	20	2	1	115
2	Beinpendel mit gebeugten Beinen	10 Wdh. pro Seite	20	2	1	121
3	Kniebeuge mit Ball	10 Wdh.	20	2	1	122
4	Einbeiniges Beckenheben	10 Wdh. pro Seite	20	2	1	124
5	Dip	10 Wdh.	20	2	1	115
6	Bergsteiger	30 Sek.	20	2	1	114

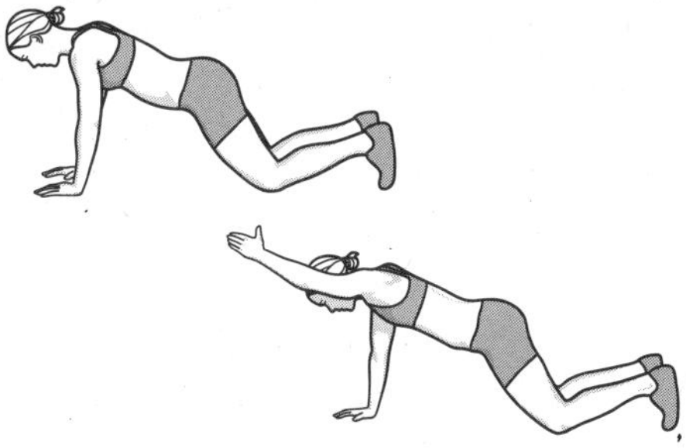

1 Frontstütz mit Armheben

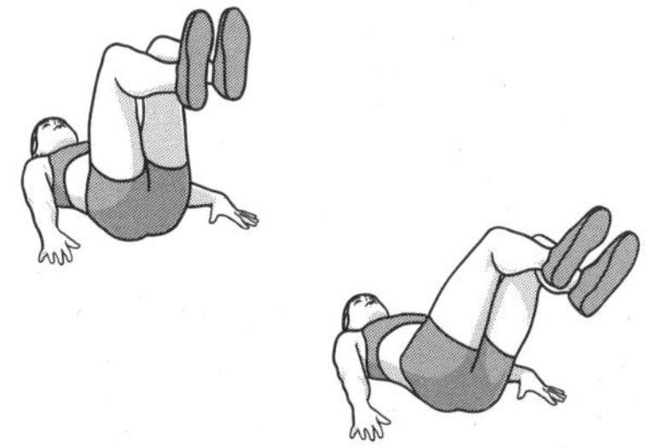

2 Beinpendel mit gebeugten Beinen

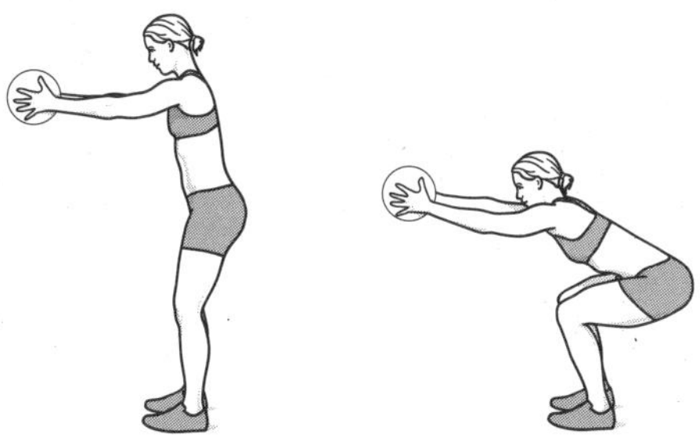

3 Kniebeuge mit Ball

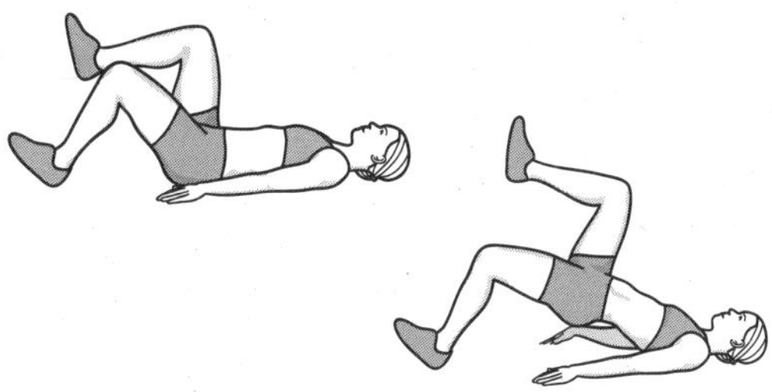

4 Einbeiniges Beckenheben

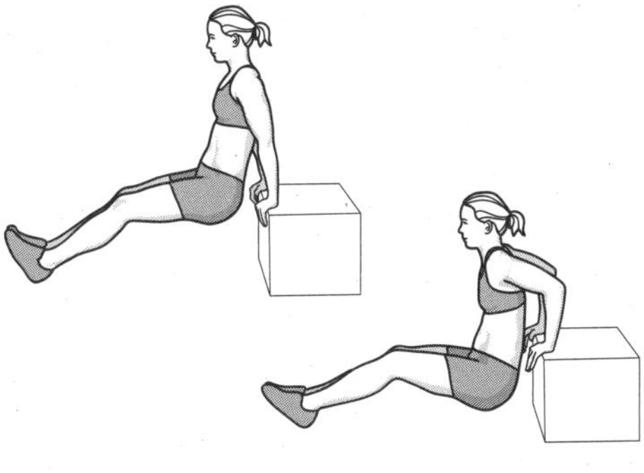

5 Dip

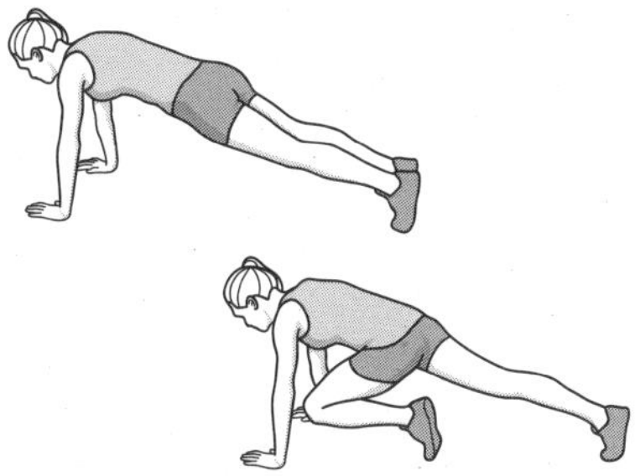

6 Bergsteiger

7 Bauch, Beine, Po für Einsteiger 7

Trainingsdauer: 20 Minuten
Benötigte Hilfsmittel: Gymnastikball und Miniband
Trainingsmodus: Satztraining

1 2 3

	Übungen	Wiederholungen/ Belastungszeit	Pause in Sek.	Sätze	Intensität	Seite
1	Aufgespannter Vierfüßlerstand	30 Sek. pro Seite	20	2	1	115
2	Crunch	10 Wdh.	20	2	1	118
3	Rumpfrotation auf dem Gymnastikball	10 Wdh. pro Seite	20	2	1	121
4	Beinabspreizen aus der Seitenlage	10 Wdh. pro Seite	20	2	1	125
5	Beckenheben	10 Wdh.	20	2	1	123
6	Seitstütz mit angewinkelten Knien	30 Sek. pro Seite	20	2	1	116

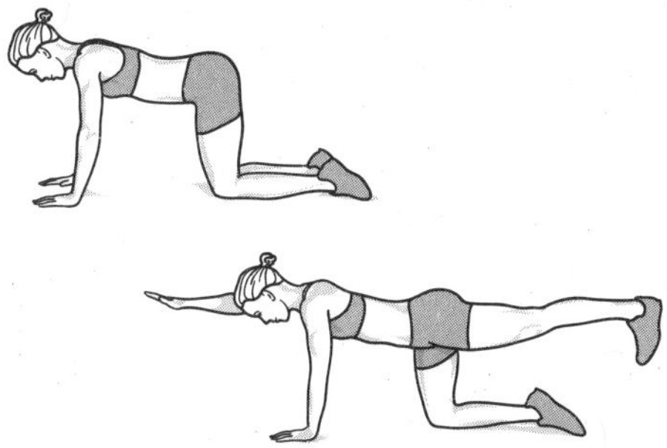

1 Aufgespannter Vierfüßlerstand

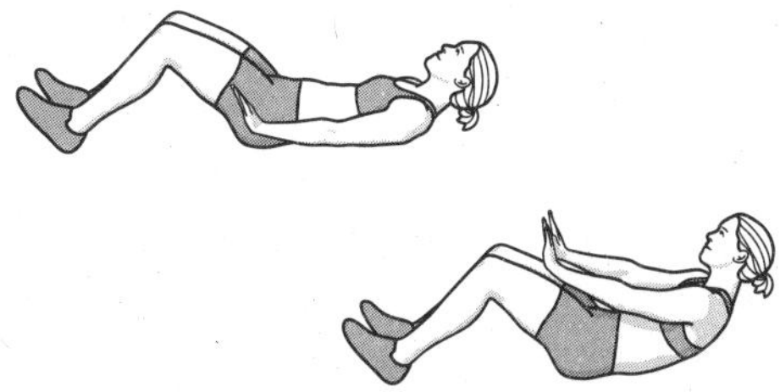

2 Crunch

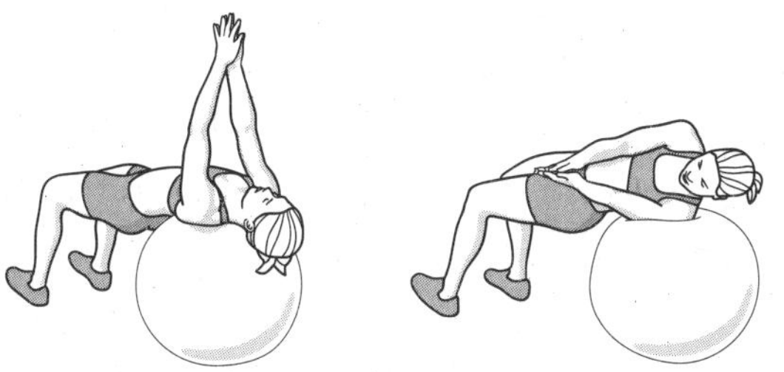

3 Rumpfrotation auf dem Gymnastikball

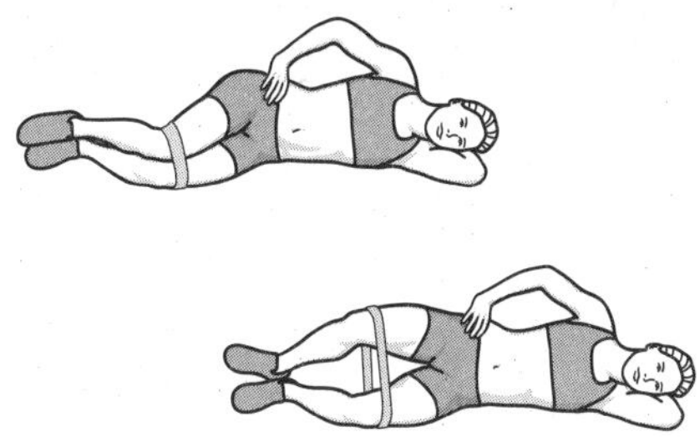

4 Beinabspreizen aus der Seitenlage

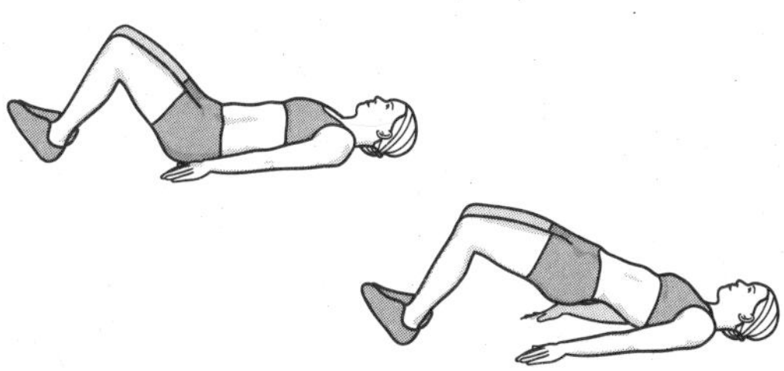

5 Beckenheben

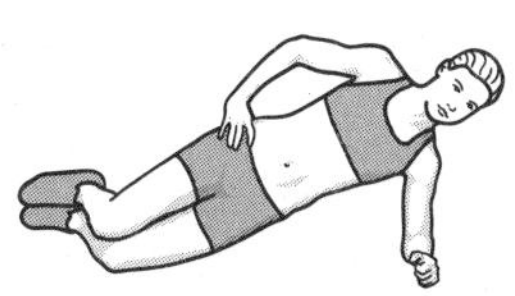

6 Seitstütz mit angewinkelten Knien

8 Bauch, Beine, Po für Einsteiger 8

Trainingsdauer: 30 Minuten
Benötigte Hilfsmittel: Miniband und kleiner Ball
Trainingsmodus: Satztraining

1 2 3

	Übungen	Wiederholungen/ Belastungszeit	Pause in Sek.	Sätze	Intensität	Seite
1	Hampelmann	30 Sek.	20	3	1	112
2	Unterarmstütz	30 Sek.	20	3	1	116
3	Dynamischer Seitstütz	10 Wdh. pro Seite	20	3	1	116
4	Beckenheben	10 Wdh.	20	3	1	123
5	Paddeln in der Bauchlage	30 Sek.	20	3	1	114
6	Beinpendel im Stehen	10 Wdh. pro Seite	20	3	1	125
7	Beinabspreizen im Stehen	10 Wdh. pro Seite	20	3	1	126
8	Kniebeuge mit Ball	10 Wdh.	20	3	1	125

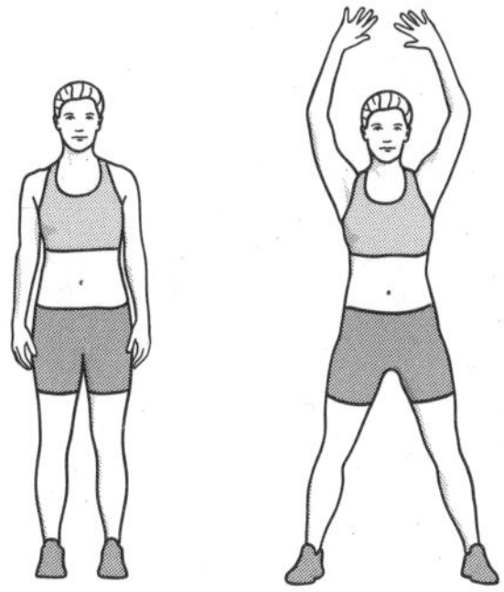

1 Hampelmann

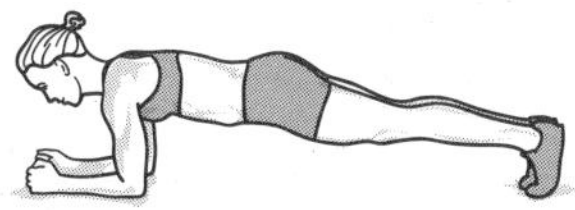

2 Unterarmstütz

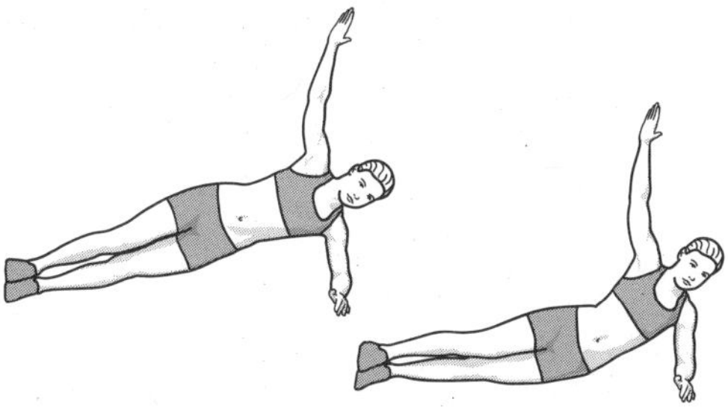

3 Dynamischer Seitstütz

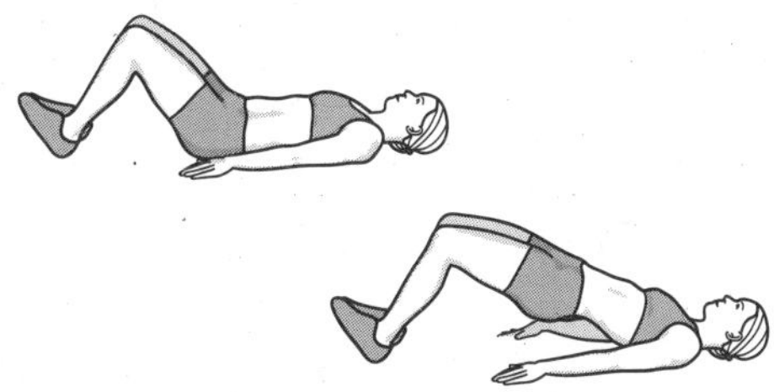

4 Beckenheben

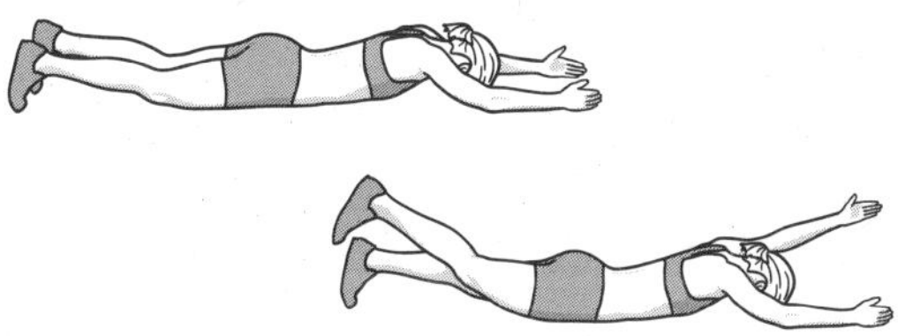

5 Paddeln in der Bauchlage

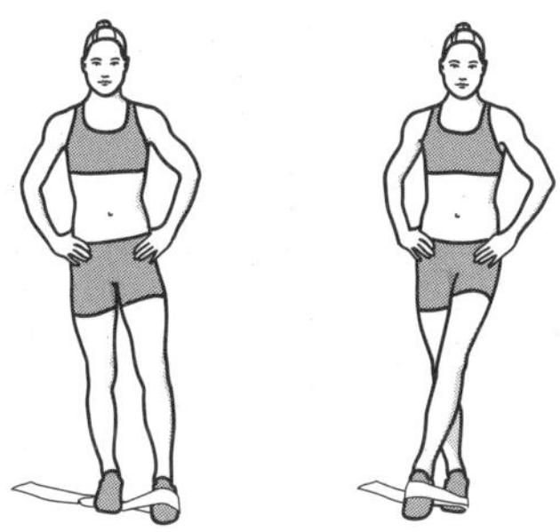

6 Beinpendel im Stehen

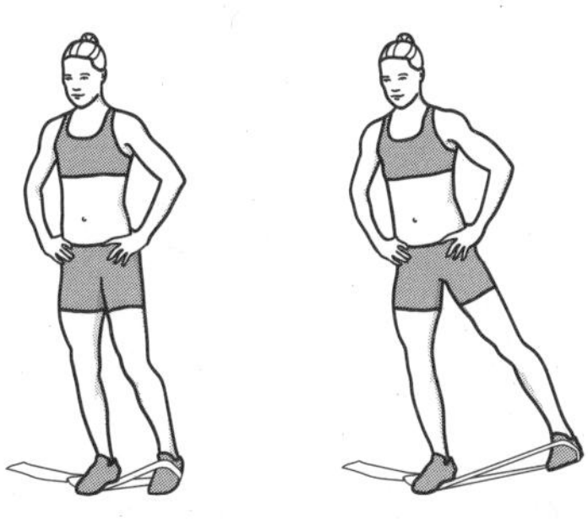

7 Beinabspreizen im Stehen

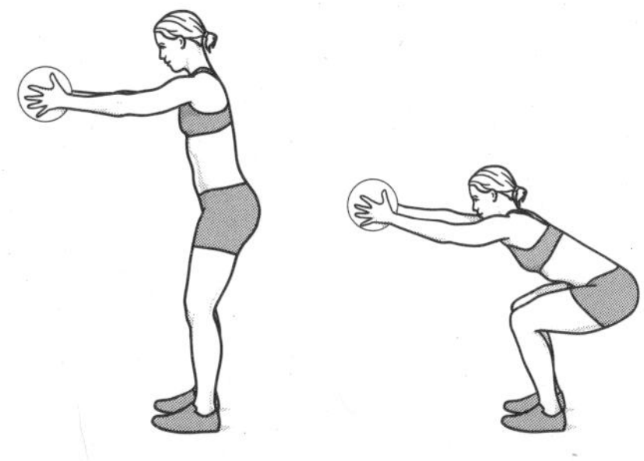

8 Kniebeuge mit Ball

9 Bauch, Beine, Po für Einsteiger 9

Trainingsdauer: 30 Minuten
Benötigte Hilfsmittel: Gymnastikball und Miniband
Trainingsmodus: Satztraining

1 2 3

	Übungen	Wiederholungen/ Belastungszeit	Pause in Sek.	Sätze	Intensität	Seite
1	Aufgespannter Vierfüßlerstand	30 Sek. pro Seite	20	3	1	115
2	Wechselseitiges Beinstrecken	10 Wdh.	20	3	1	118
3	Umgekehrter Crunch mit Gymnastikball	10 Wdh.	20	3	1	119
4	Diagonaler Crunch mit Gymnastikball	10 Wdh. pro Seite	20	3	1	118
5	Liegestütz mit abgelegten Knien	10 Wdh.	20	3	1	114
6	Beckenheben	10 Wdh.	20	3	1	123
7	Umgedrehte Planke mit Gymnastikball	30 Sek.	20	3	1	124
8	Beinabspreizen aus der Seitenlage	10 Wdh. pro Seite	20	3	1	125

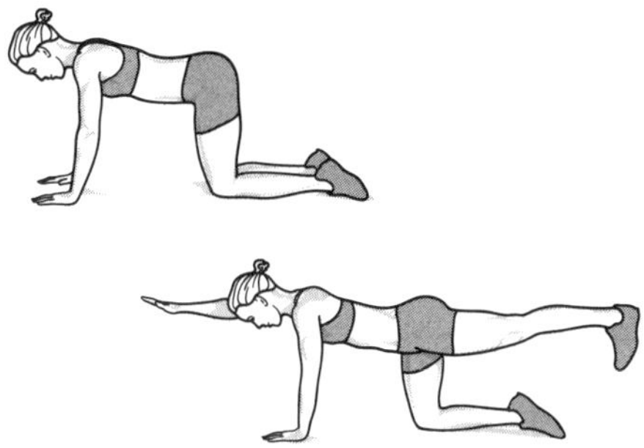

1 Aufgespannter Vierfüßlerstand

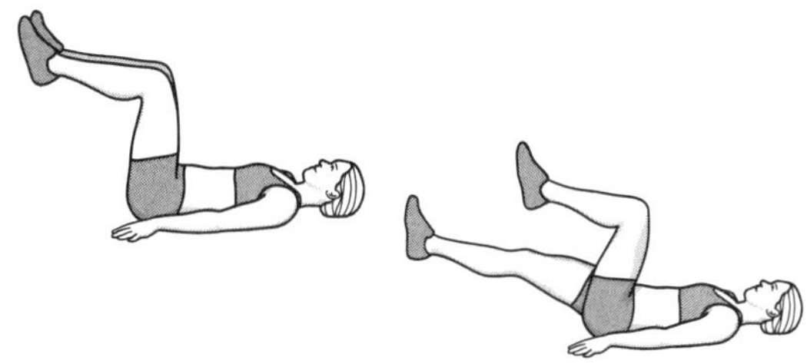

2 Wechselseitiges Beinstrecken

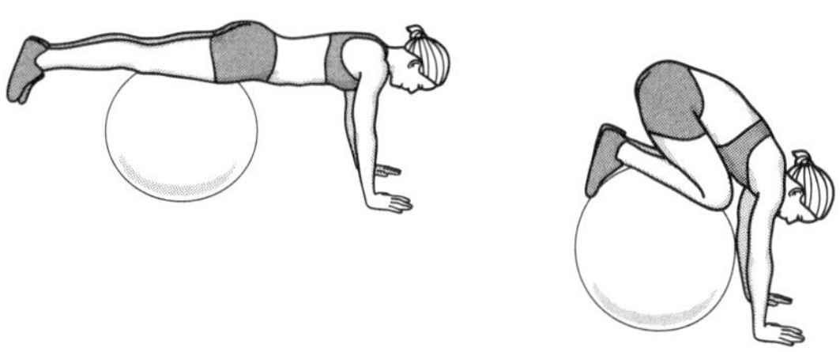

3 Umgekehrter Crunch mit Gymnastikball

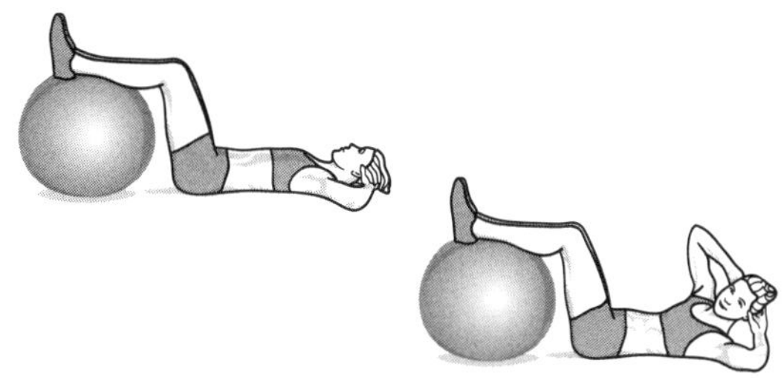

4 Diagonaler Crunch mit Gymnastikball

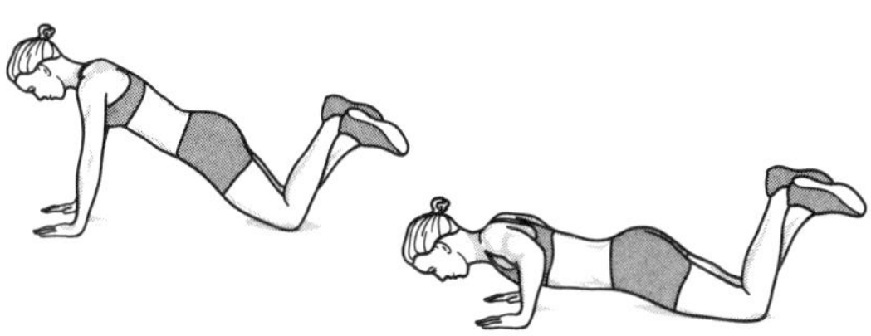

5 Liegestütz mit abgelegten Knien

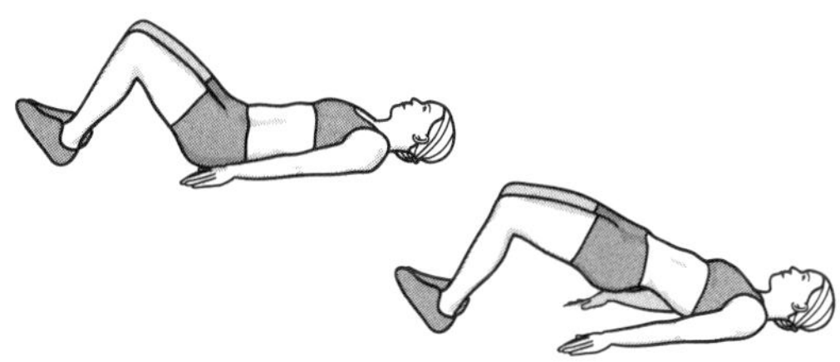

6 Beckenheben

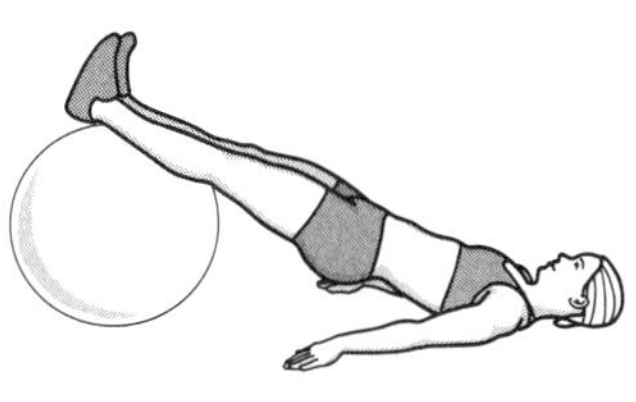

7 Umgedrehte Planke mit Gymnastikball

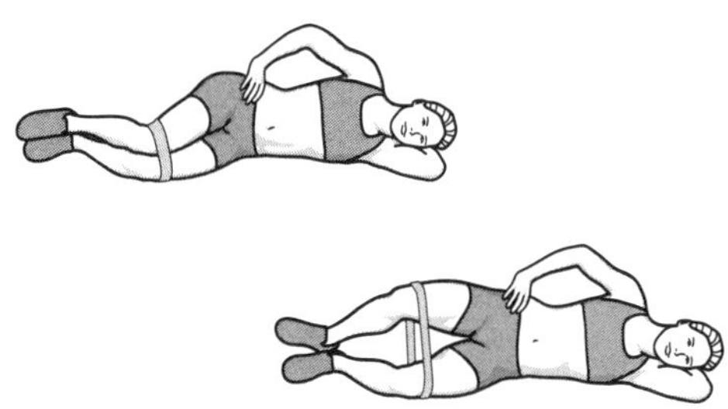

8 Beinabspreizen aus der Seitenlage

10 Bauch, Beine, Po für Einsteiger 10

Trainingsdauer: 45 Minuten
Benötigte Hilfsmittel: Gymnastikball und Miniband
Trainingsmodus: Satztraining

1 2 3

	Übungen	Wiederholungen/ Belastungszeit	Pause in Sek.	Sätze	Intensität	Seite
1	Crunch	10 Wdh.	20	3	1	118
2	Diagonaler Crunch mit Gymnastikball	10 Wdh. pro Seite	20	3	1	118
3	Seitstütz mit angewinkelten Knien	30 Sek. pro Seite	20	3	1	116
4	Unterarmstütz	30 Sek.	20	3	1	114
5	Paddeln in der Bauchlage	30 Sek.	20	3	1	114
6	Bergsteiger	30 Sek.	20	3	1	114
7	Ausfallschritt	10 Wdh. pro Seite	20	3	1	122
8	Einbeiniges Beckenheben	10 Wdh. pro Seite	20	3	1	124
9	Beinabspreizen aus der Seitenlage	10 Wdh. pro Seite	20	3	1	125
10	Beinpendel im Stehen	10 Wdh. pro Seite	20	3	1	125

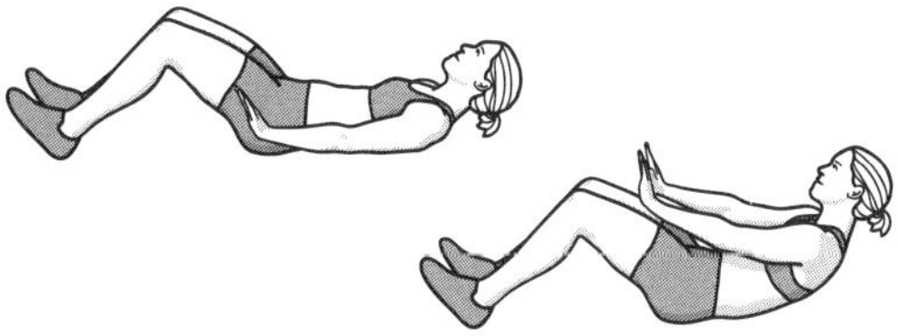

1 Crunch

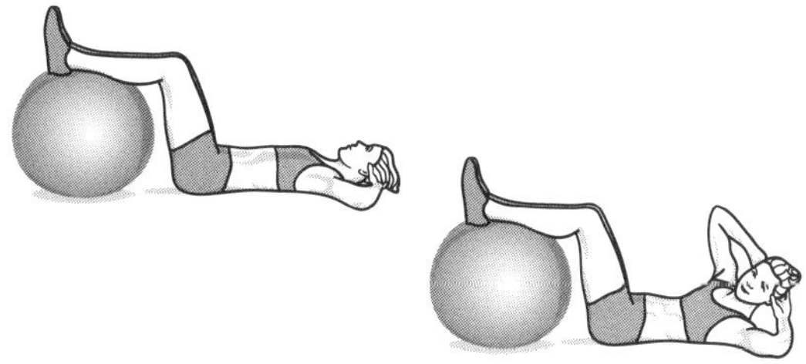

2 Diagonaler Crunch mit Gymnastikball

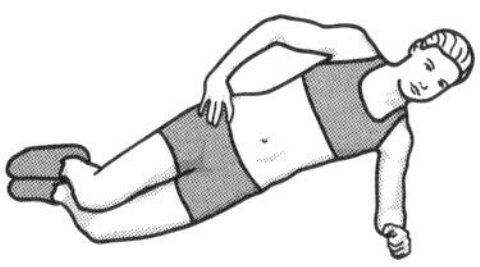

3 Seitstütz mit angewinkelten Knien

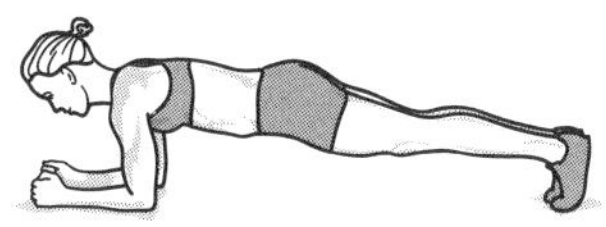

4 Unterarmstütz

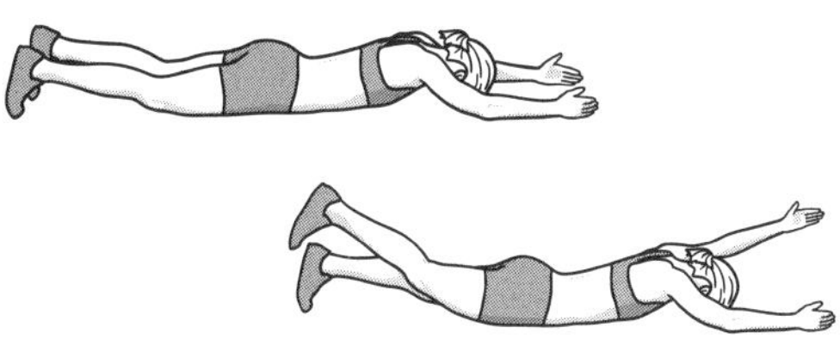

5 Paddeln in der Bauchlage

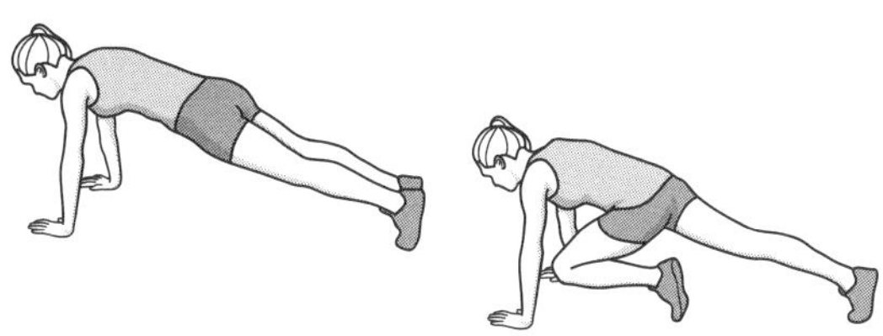

6 Bergsteiger

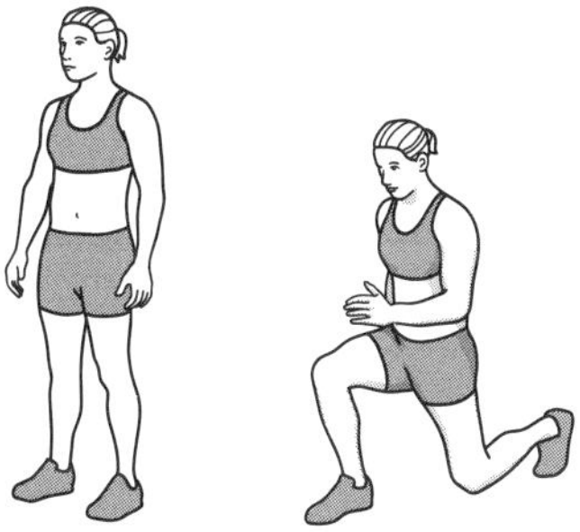

7 Ausfallschritt

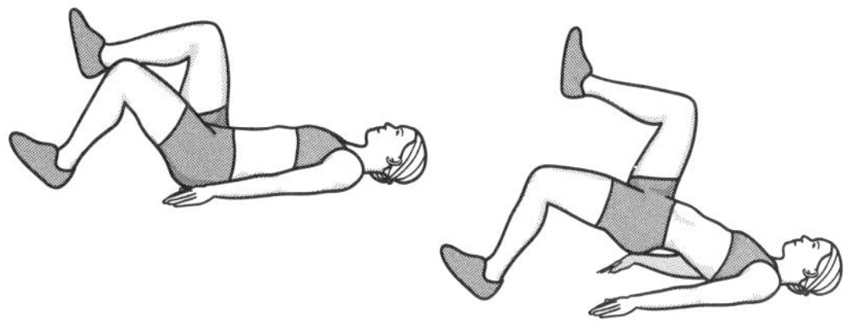

8 Einbeiniges Beckenheben

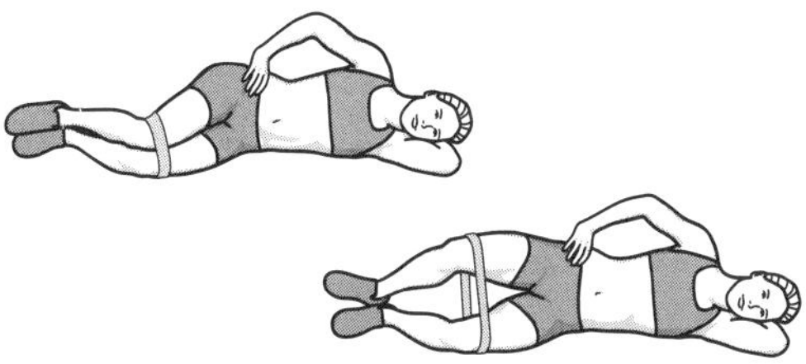

9 Beinabspreizen aus der Seitenlage

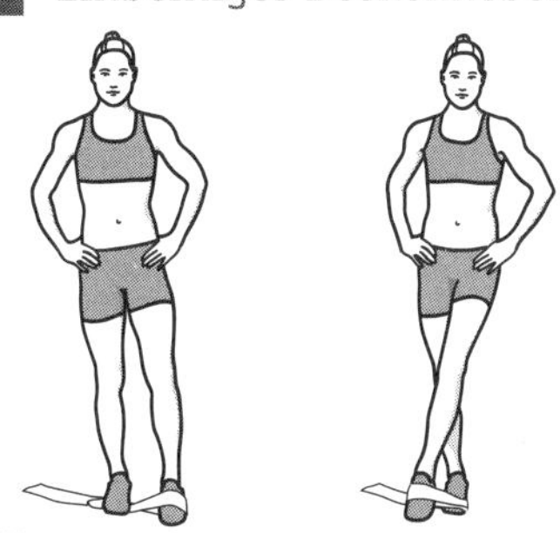

10 Beinpendel im Stehen

11 Bauch, Beine, Po für Trainingserfahrene 1

Trainingsdauer: 25 Minuten
Benötigte Hilfsmittel: Gymnastikball und Handtuch
Trainingsmodus: Zirkeltraining, 3 Runden

1 **2** 3

	Übungen	Wiederholungen/ Belastungszeit	Pause in Sek.	Intensität	Seite
1	Wadenkräftigung	15 Wdh.	20	2	126
2	Käfer	45 Sek.	20	2	118 f.
3	Seitstütz auf dem Gymnastikball mit Beinanheben	15 Wdh. pro Seite	20	2	117
4	Gleitender Ausfallschritt	15 Wdh. pro Seite	20	2	122 f.
5	Beincurl mit Gymnastikball	15 Wdh.	20	2	124
6	Burpee	45 Sek.	20	2	113

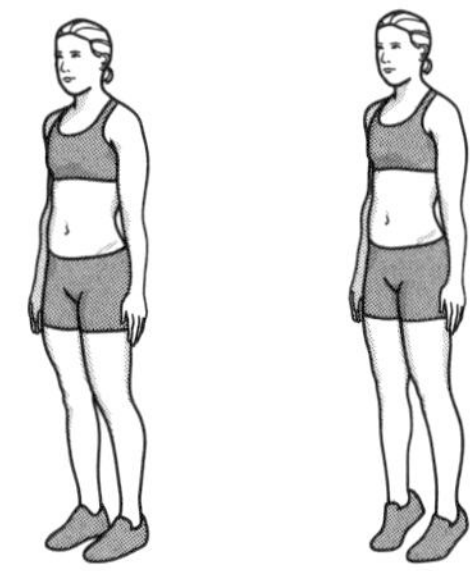

1 Wadenkräftigung

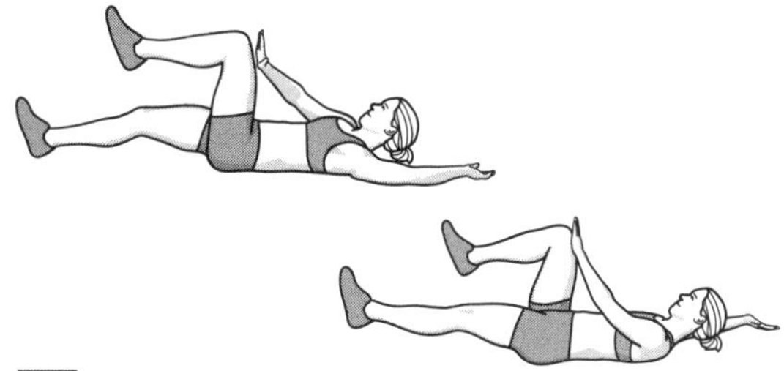

2 Käfer

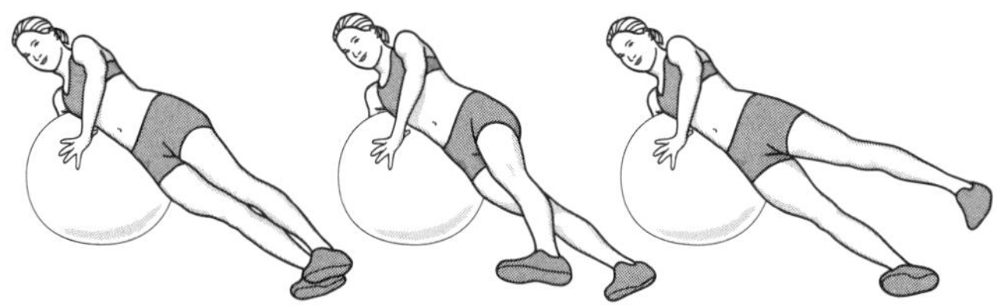

3 Seitstütz auf dem Gymnastikball mit Beinanheben

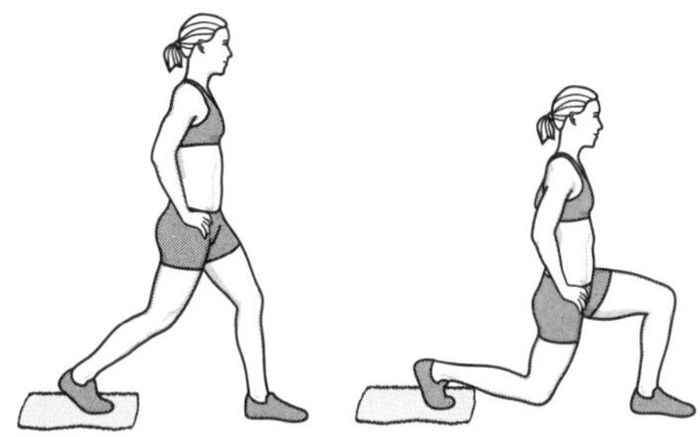

4 Gleitender Ausfallschritt

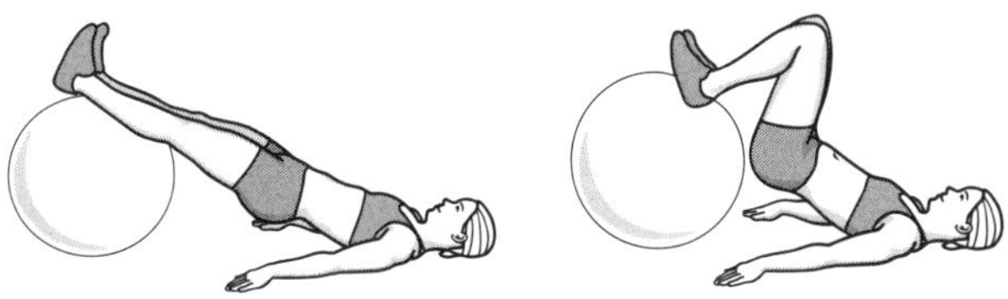

5 Beincurl mit Gymnastikball

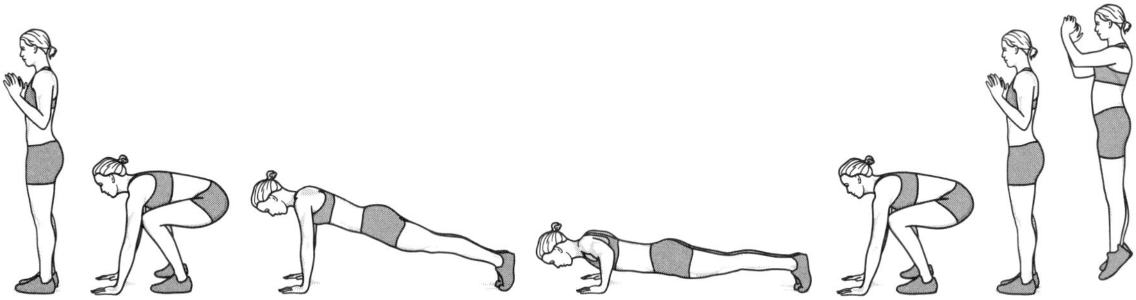

6 Burpee

12 Bauch, Beine, Po für Trainingserfahrene 2

Trainingsdauer: 25 Minuten
Benötigte Hilfsmittel: Kiste (oder andere Erhöhung) und Gymnastikball
Trainingsmodus: Zirkeltraining, 3 Runden

1 **2** 3

	Übungen	Wiederholungen/ Belastungszeit	Pause in Sek.	Intensität	Seite
1	Kniebeugensprung	45 Sek.	20	2	113
2	Erhöhter Ausfallschritt	15 Wdh. pro Seite	20	2	123
3	Gedrehter Seitstütz	15 Wdh. pro Seite	20	2	117
4	Crunch mit Gymnastikball	15 Wdh.	20	2	120
5	Umgekehrter Crunch mit Gymnastikball	15 Wdh.	20	2	119
6	Einbeiniges Beckenheben	15 Wdh. pro Seite	20	2	124

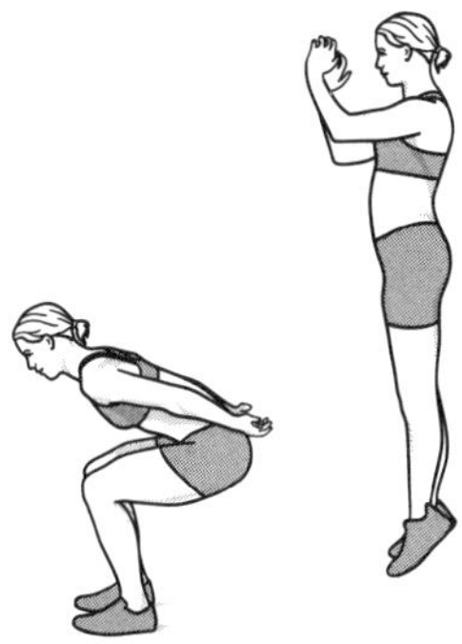

1 Kniebeugensprung

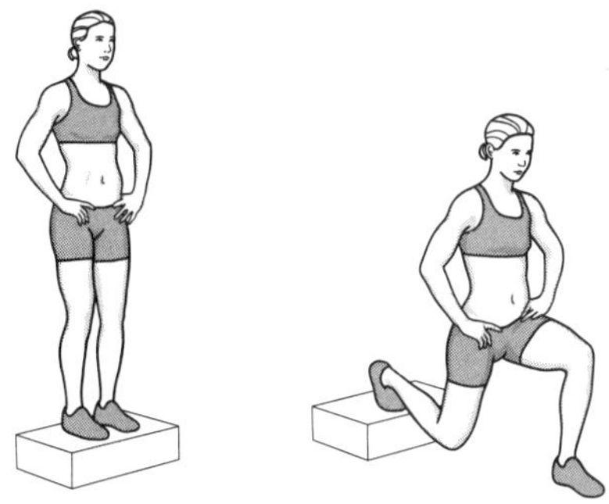

2 Erhöhter Ausfallschritt

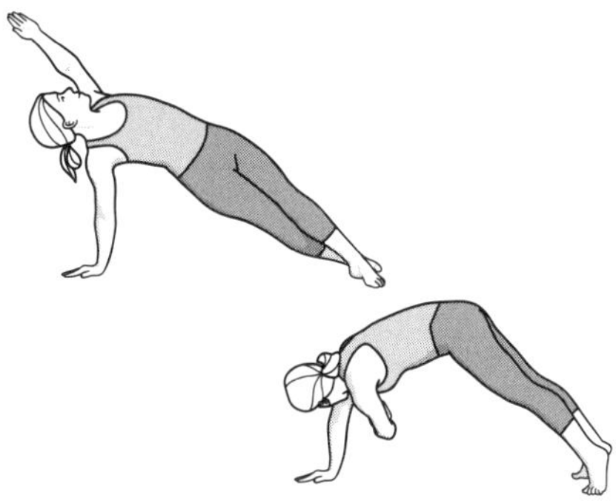

3 Gedrehter Seitstütz

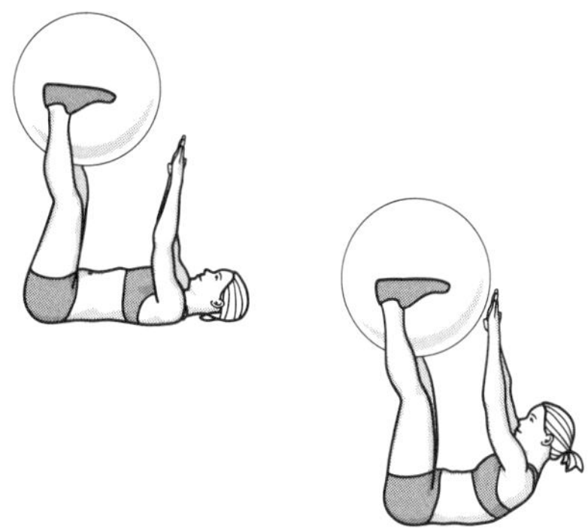

4 Crunch mit Gymnastikball

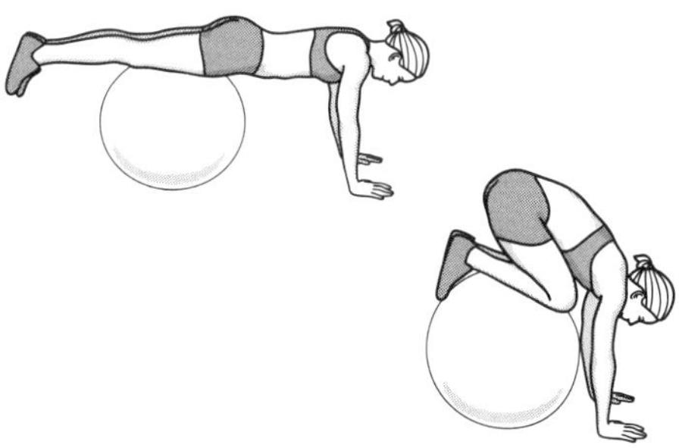

5 Umgekehrter Crunch mit Gymnastikball

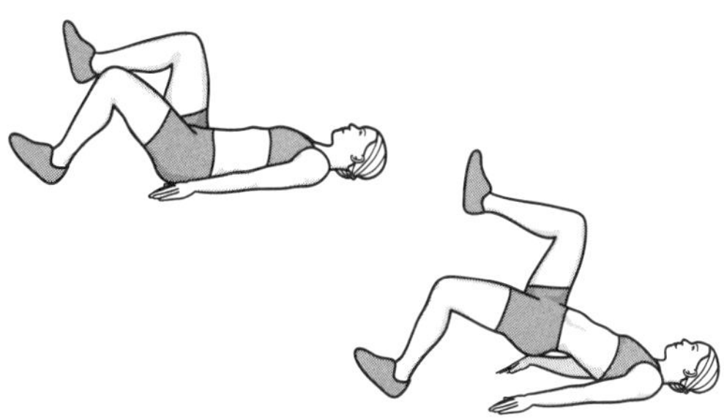

6 Einbeiniges Beckenheben

13 Bauch, Beine, Po für Trainingserfahrene 3

Trainingsdauer: 30 Minuten
Benötigte Hilfsmittel: Gymnastikball, Kiste (oder andere Erhöhung) und Handtuch
Trainingsmodus: Zirkeltraining, 3 Runden

1 2 3

	Übungen	Wiederholungen/ Belastungszeit	Pause in Sek.	Intensität	Seite
1	Hampelmann	45 Sek.	20	1	112
2	Bergsteiger	45 Sek.	20	1	114
3	Beinpendel mit gestreckten Beinen	15 Wdh. pro Seite	20	1	121
4	Crunch mit Gymnastikball	15 Wdh.	20	1	120
5	Boxsprung	45 Sek.	20	1	112
6	Gleitender Ausfallschritt	15 Wdh. pro Seite	20	1	122 f.
7	Gleitender seitlicher Ausfallschritt	15 Wdh. pro Seite	20	1	123
8	Wadenkräftigung	15 Wdh.	20	1	126

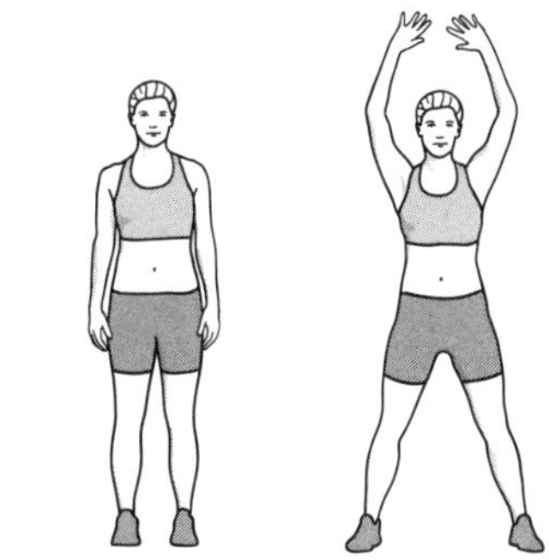

1 Hampelmann

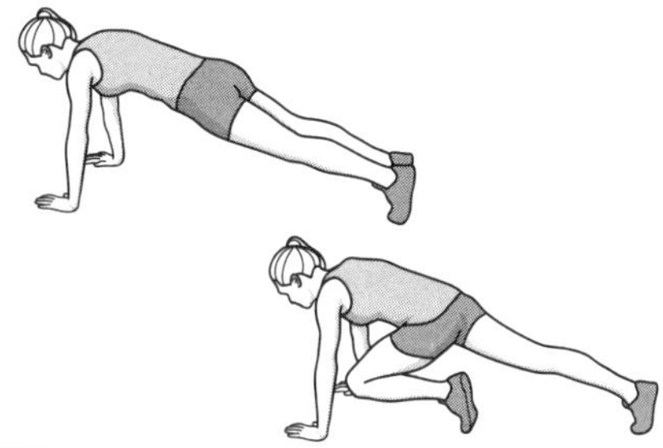

2 Bergsteiger

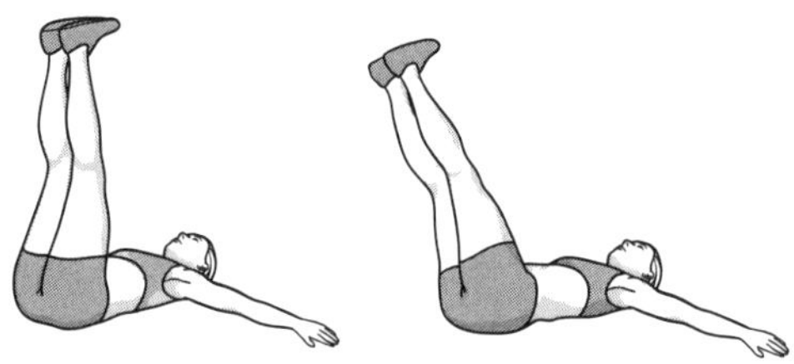

3 Beinpendel mit gestreckten Beinen

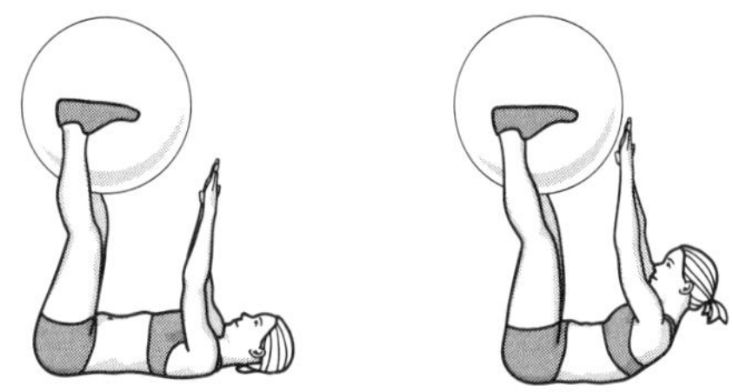

4 Crunch mit Gymnastikball

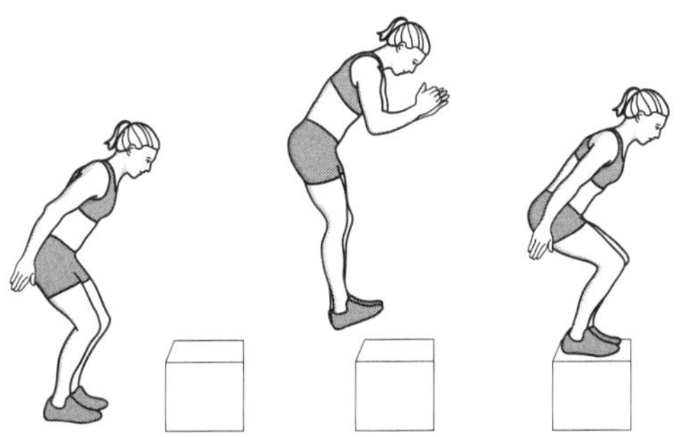

5 Boxsprung

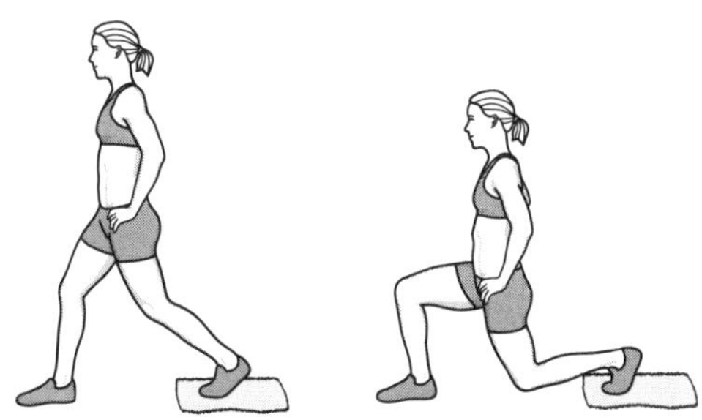

6 Gleitender Ausfallschritt

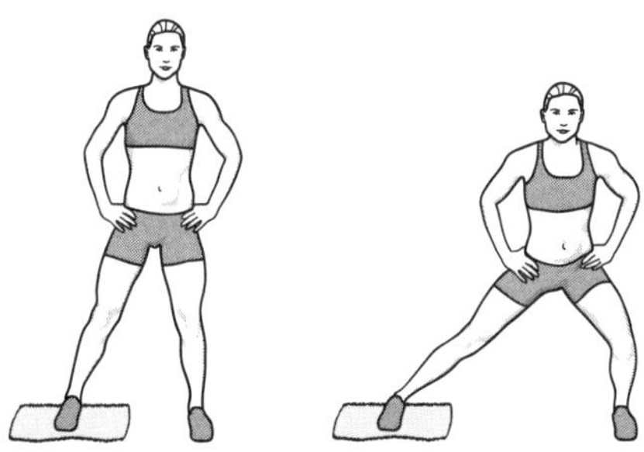

7 Gleitender seitlicher Ausfallschritt

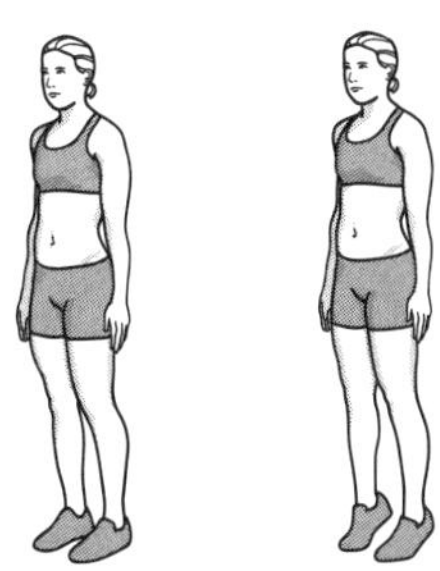

8 Wadenkräftigung

14 Bauch, Beine, Po für Trainingserfahrene 4

Trainingsdauer: 30 Minuten
Benötigte Hilfsmittel: Gymnastikball und Miniband
Trainingsmodus: Zirkeltraining, 3 Runden

1 **2** 3

	Übungen	Wiederholungen/ Belastungszeit	Pause in Sek.	Intensität	Seite
1	Gesprungener Ausfallschritt	45 Sek.	20	1	112
2	Beincurl mit Gymnastikball	15 Wdh.	20	2	124
3	Beinabspreizen aus der Seitenlage	15 Wdh. pro Seite	20	1	125
4	Crunch	15 Wdh.	20	1	118
5	Burpee	45 Sek.	20	3	113
6	Beckenheben	15 Wdh.	20	1	123
7	Käfer	45 Sek.	20	2	118 f.
8	Liegestütz	10 Wdh.	20	2	114

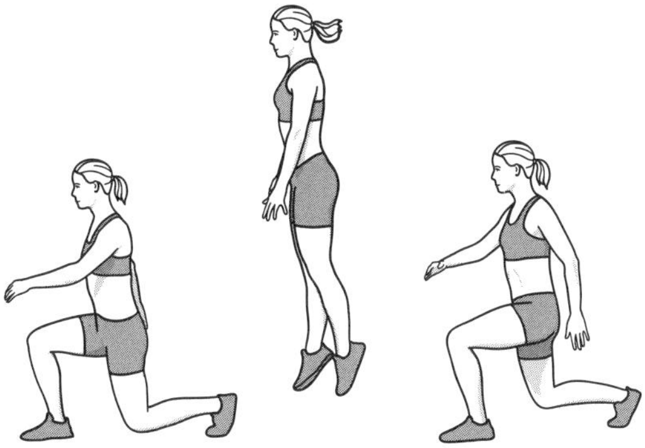

1 Gesprungener Ausfallschritt

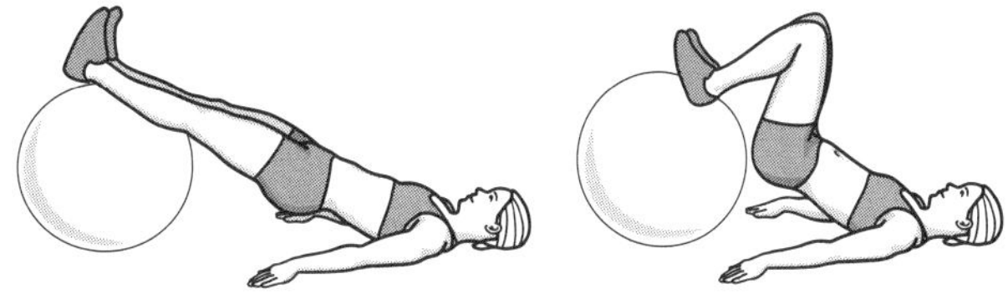

2 Beincurl mit Gymnastikball

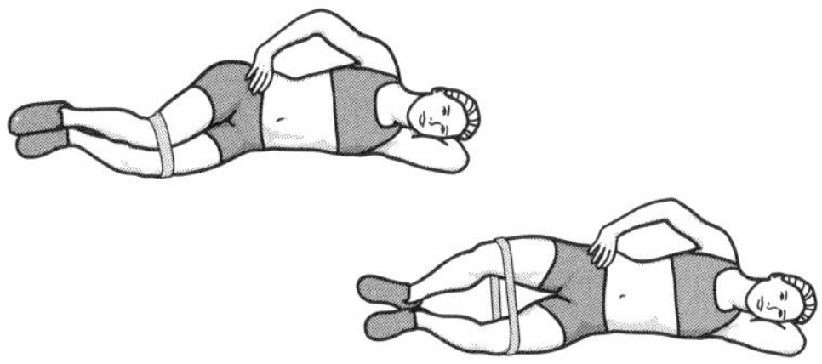

3 Beinabspreizen aus der Seitenlage

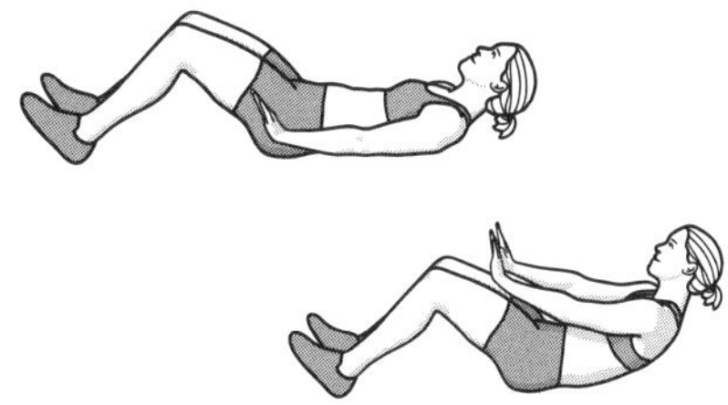

4 Crunch

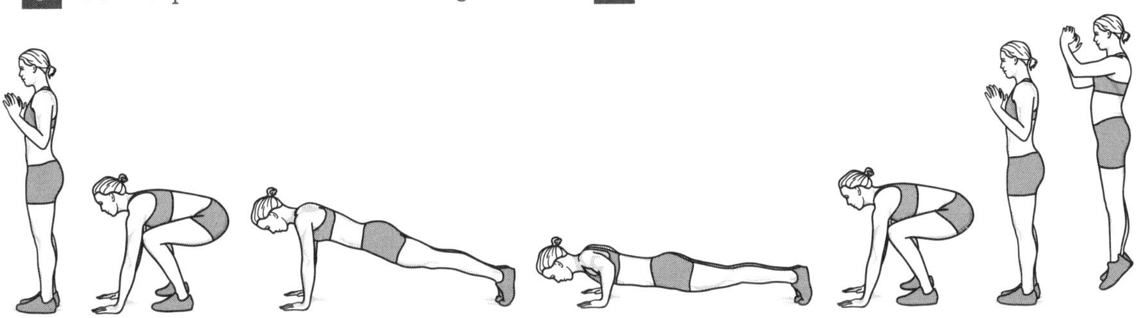

5 Burpee

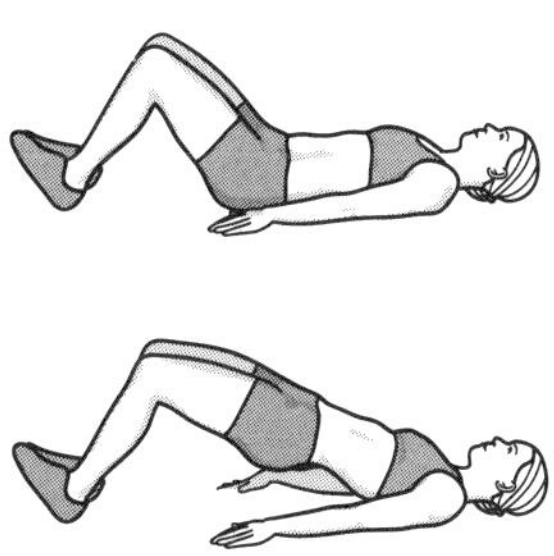

6 Beckenheben

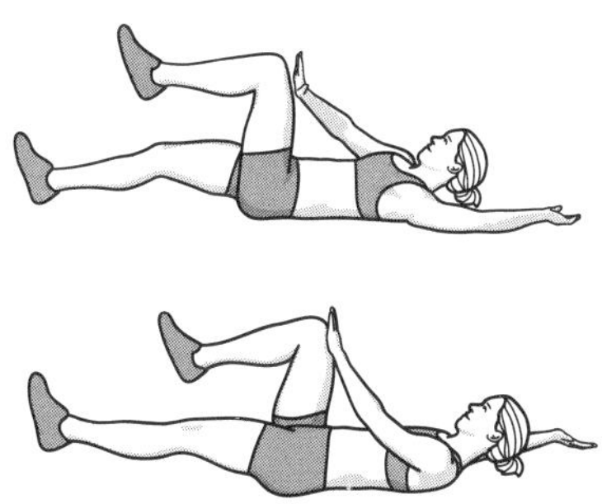

7 Käfer

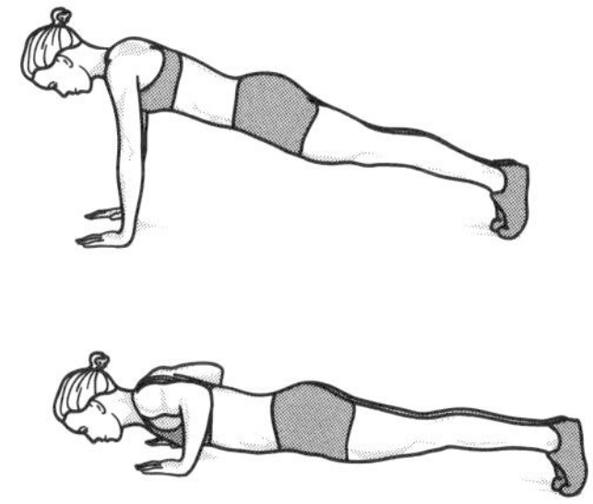

8 Liegestütz

15 Bauch, Beine, Po für Trainingserfahrene 5

Trainingsdauer: 35 Minuten
Benötigte Hilfsmittel: Kiste (oder andere Erhöhung) und Gymnastikball
Trainingsmodus: Zirkeltraining, 3 Runden

1 **2** 3

	Übungen	Wiederholungen/ Belastungszeit	Pause in Sek.	Intensität	Seite
1	Stütz mit Arm- und Beinheben	45 Sek. im Wechsel	20	2	116
2	Dip	15 Wdh.	20	1	115
3	Käfer	45 Sek.	20	2	118 f.
4	Umgekehrter Crunch mit Gymnastikball	15 Wdh.	20	2	119
5	Seitstütz auf dem Gymnastikball mit Beinanheben	15 Wdh. pro Seite	20	2	117
6	Kniebeugensprung	45 Sek.	20	2	113
7	Erhöhter Ausfallschritt	15 Wdh. pro Seite	20	2	123
8	Umgedrehte Planke mit Gymnastikball	45 Sek.	20	1	124
9	Paddeln in der Bauchlage	45 Sek.	20	1	114
10	Burpee	45 Sek.	20	2	113

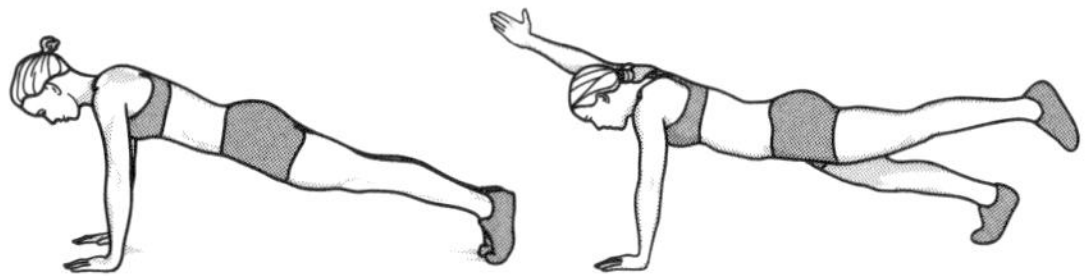

1 Stütz mit Arm- und Beinheben

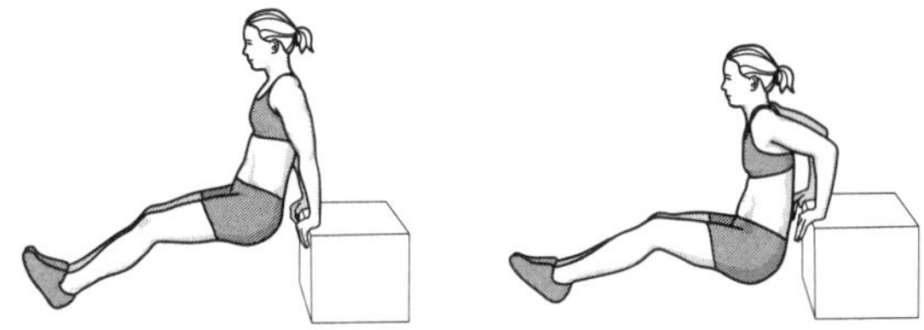

2 Dip

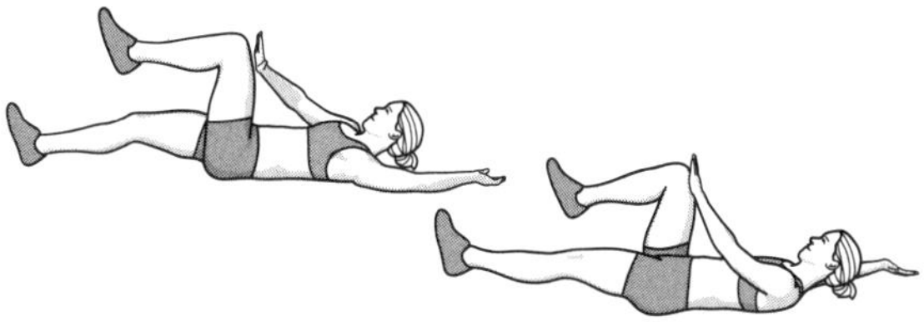

3 Käfer

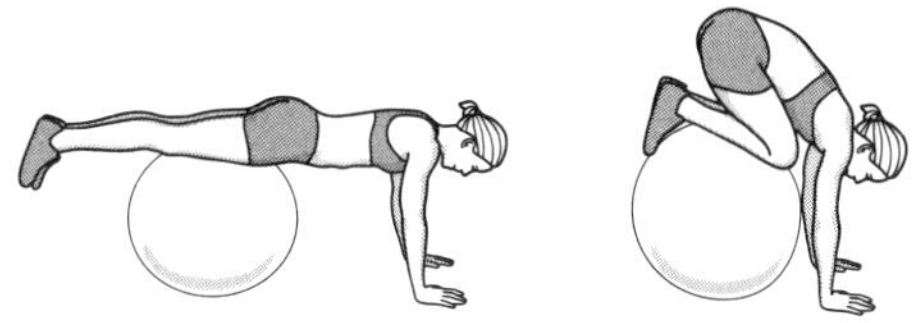

4 Umgekehrter Crunch mit Gymnastikball

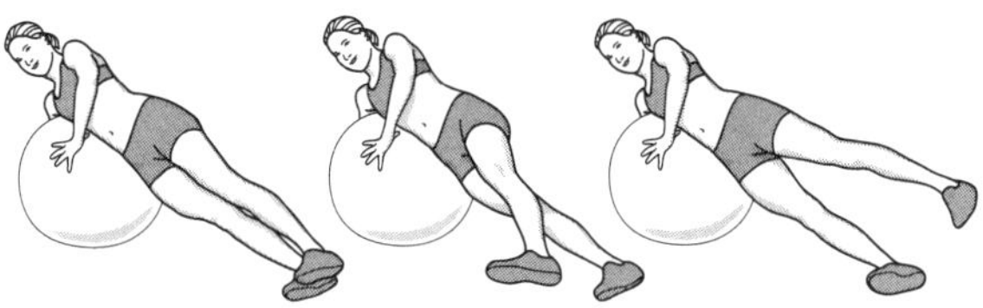

5 Seitstütz auf dem Gymnastikball mit Beinanheben

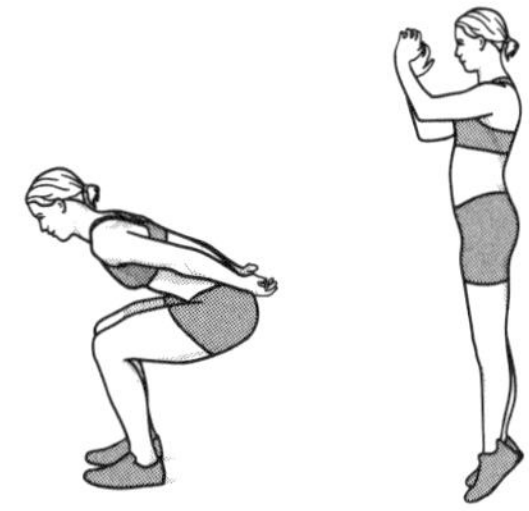

6 Kniebeugensprung

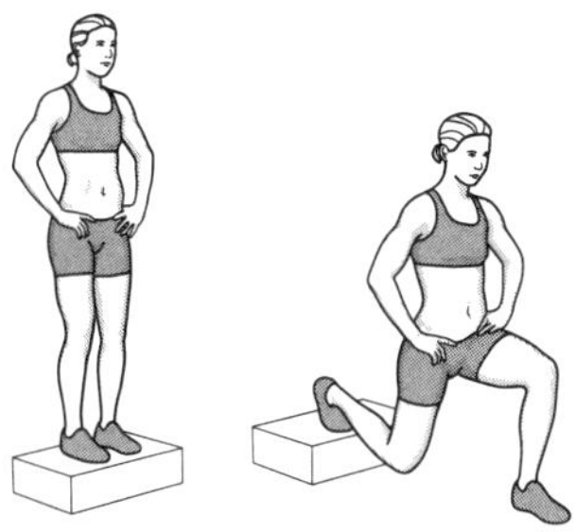

7 Erhöhter Ausfallschritt

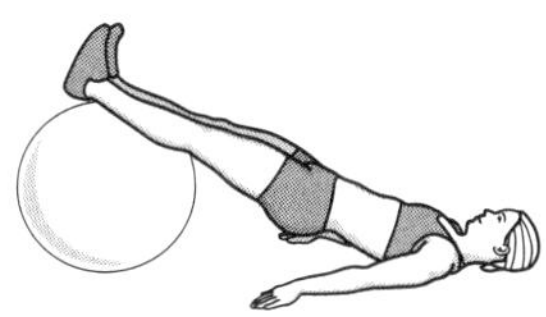

8 Umgedrehte Planke mit Gymnastikball

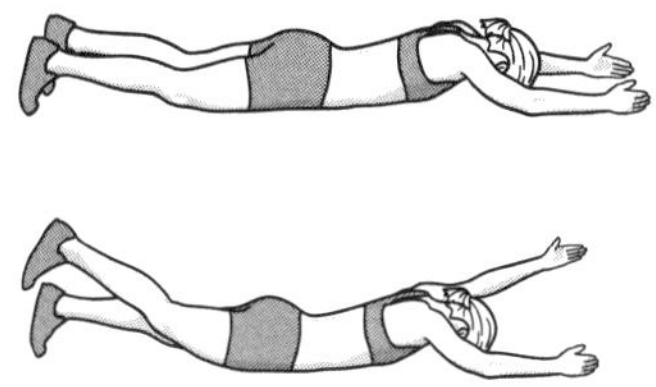

9 Paddeln in der Bauchlage

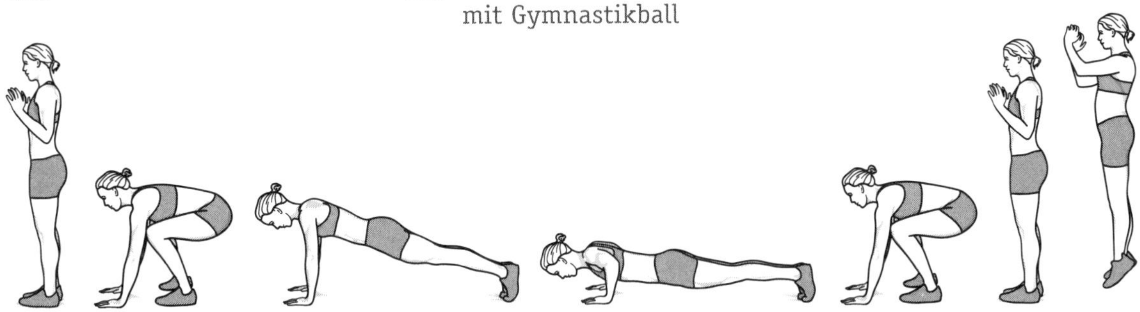

10 Burpee

16 Bauch, Beine, Po für Trainingserfahrene 6

Trainingsdauer: 35 Minuten
Benötigte Hilfsmittel: Gymnastikband, kleiner Ball und Gymnastikball
Trainingsmodus: Satztraining

1 **2** 3

	Übungen	Wiederholungen/ Belastungszeit	Pause in Sek.	Sätze	Intensität	Seite
1	Wadenkräftigung	15 Wdh.	20	2	1	126
2	Beinabspreizen im Stehen	15 Wdh. pro Seite	20	2	1	126
3	Beinpendel im Stehen	15 Wdh. pro Seite	20	2	1	125
4	Aufrichten mit kleinem Ball	15 Wdh.	20	2	2	119
5	Dynamischer Seitstütz	15 Wdh. pro Seite	20	2	2	116
6	Umgekehrter Crunch mit Gymnastikball	15 Wdh.	20	2	2	119
7	Crunch mit Gymnastikball	15 Wdh.	20	2	2	120
8	Einbeiniger Beincurl mit Gymnastikball	10 Wdh. pro Seite	20	2	2	124
9	Beinpendel mit gestreckten Beinen	10 Wdh. pro Seite	20	2	2	121
10	Unterarmstütz	45 Sek.	20	2	2	116

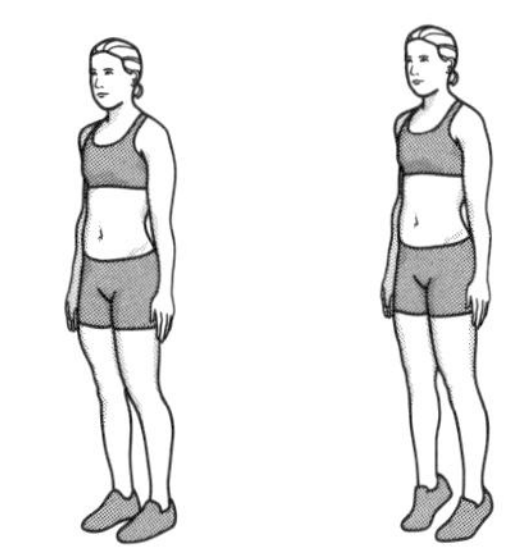

1 Wadenkräftigung

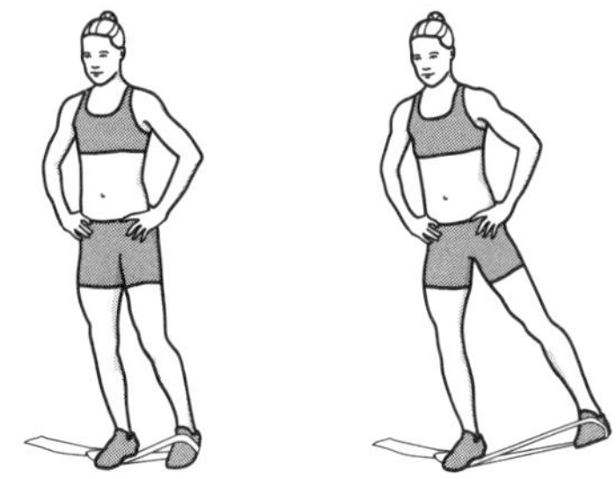

2 Beinabspreizen im Stehen

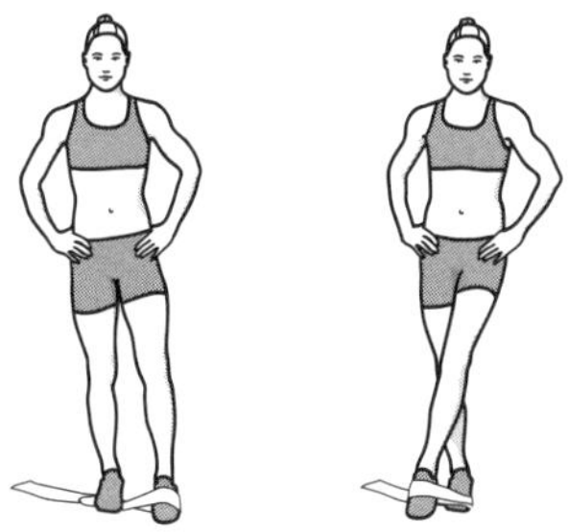

3 Beinpendel im Stehen

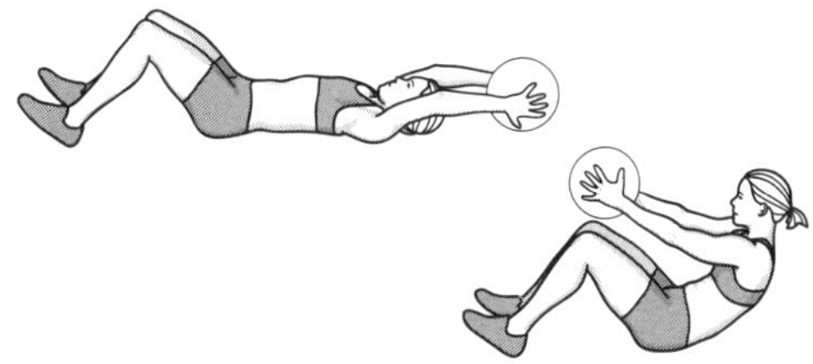

4 Aufrichten mit kleinem Ball

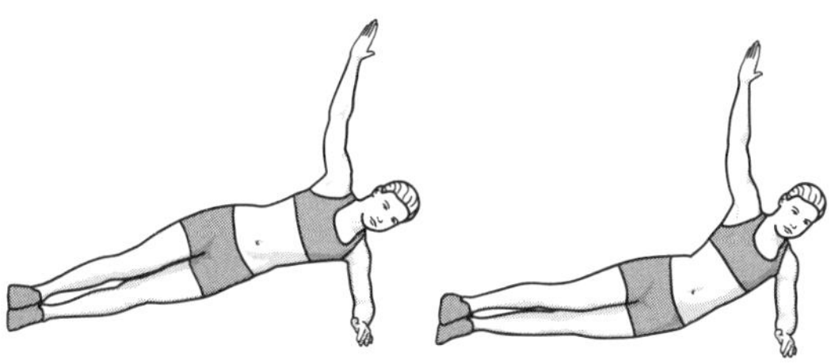

5 Dynamischer Seitstütz

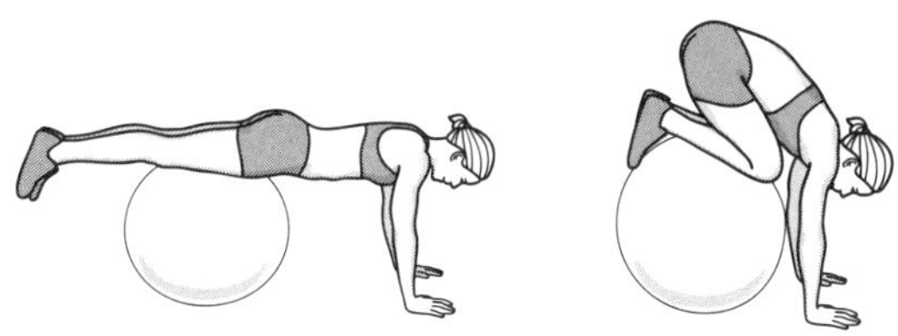

6 Umgekehrter Crunch mit Gymnastikball

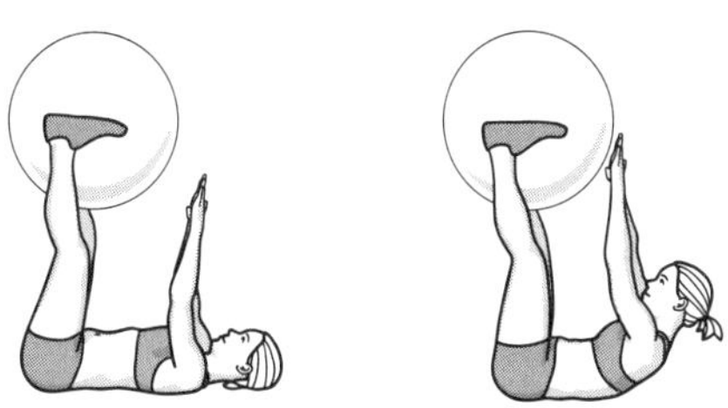

7 Crunch mit Gymnastikball

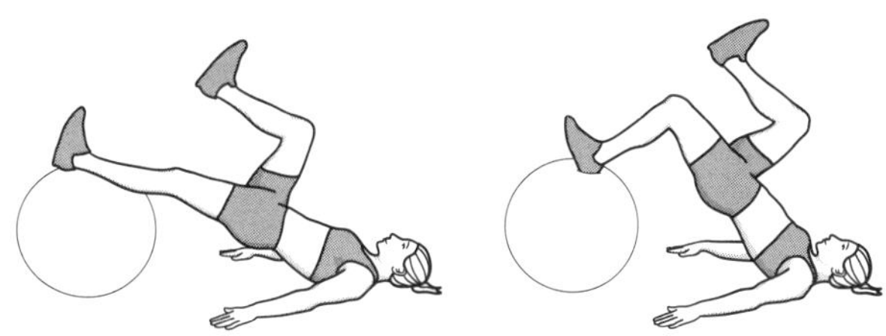

8 Einbeiniger Beincurl mit Gymnastikball

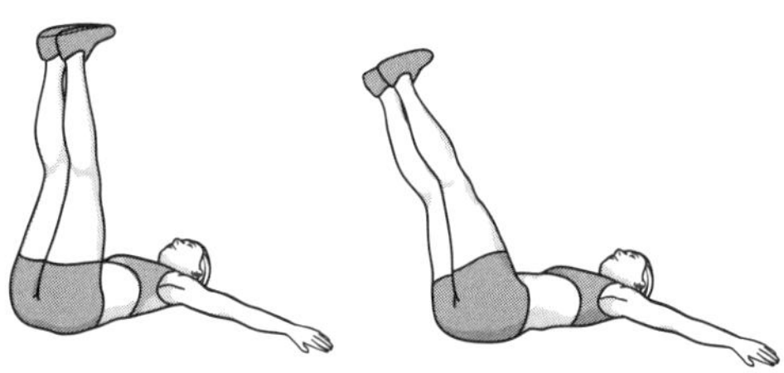

9 Beinpendel mit gestreckten Beinen

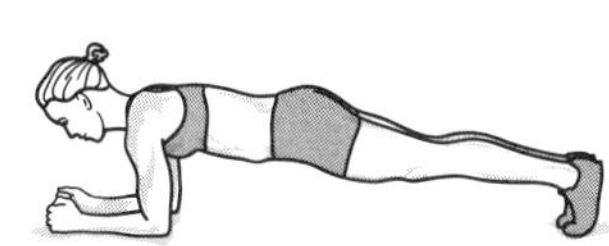

10 Unterarmstütz

17 Bauch, Beine, Po für Trainingserfahrene 7

Trainingsdauer: 25 Minuten
Benötigte Hilfsmittel: Gymnastikball, Handtuch und Kiste (oder andere Erhöhung)
Trainingsmodus: Satztraining

1 **2** 3

	Übungen	Wiederholungen/ Belastungszeit	Pause in Sek.	Sätze	Inten-sität	Seite
1	Gedrehter Seitstütz	15 Wdh. pro Seite	20	3	2	117
2	Crunch mit Gymnastikball	15 Wdh.	20	3	2	120
3	Liegestütz	10 Wdh.	20	3	2	114
4	Wechselseitiges Beinstrecken	10 Wdh.	20	3	2	118
5	Gleitender seitlicher Ausfallschritt	15 Wdh. pro Seite	20	3	2	123
6	Erhöhter Ausfallschritt	15 Wdh. pro Seite	20	3	2	123

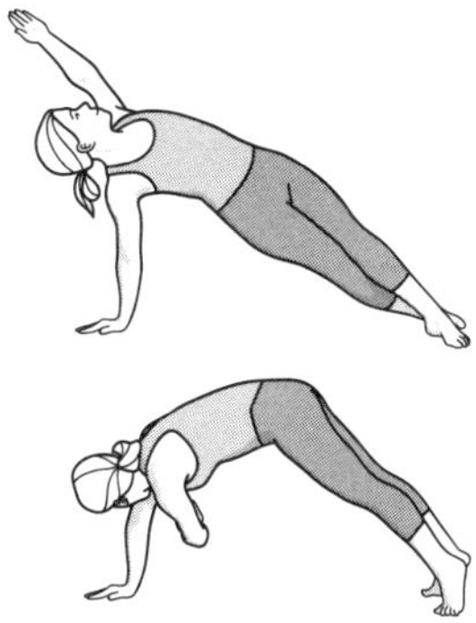

1 Gedrehter Seitstütz

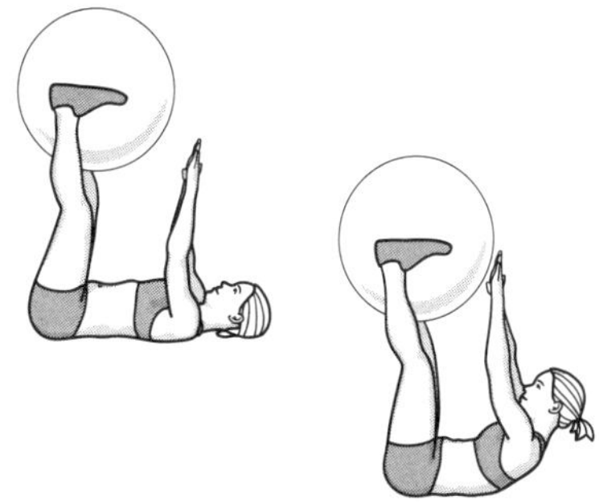

2 Crunch mit Gymnastikball

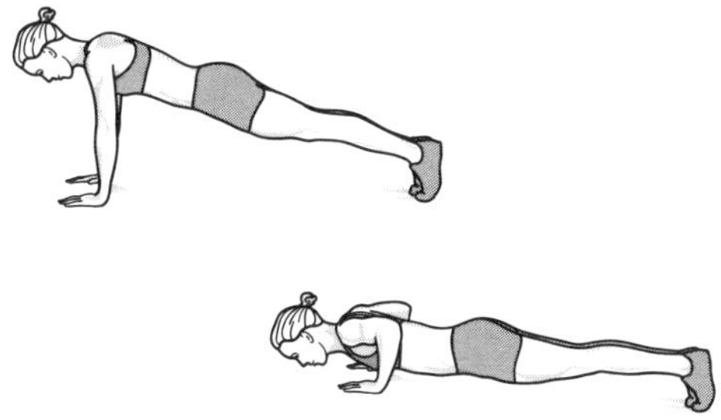

3 Liegestütz

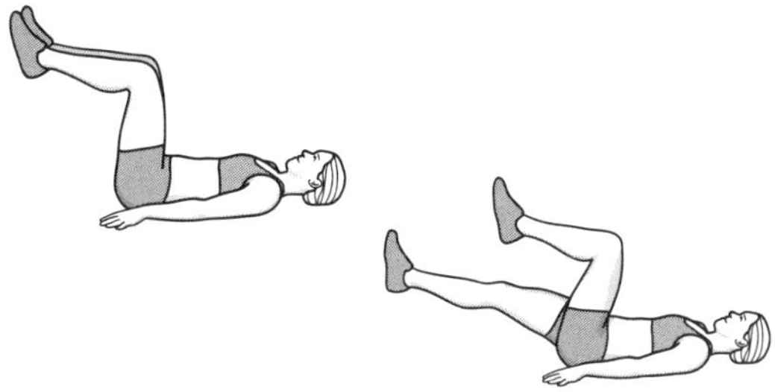

4 Wechselseitiges Beinstrecken

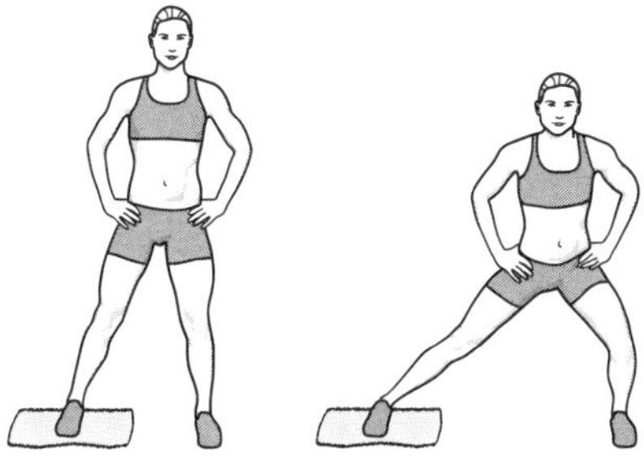

5 Gleitender seitlicher Ausfallschritt

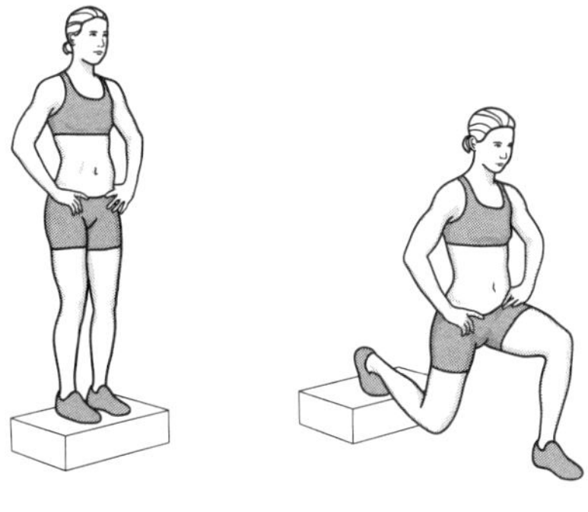

6 Erhöhter Ausfallschritt

18 Bauch, Beine, Po für Trainingserfahrene 8

Trainingsdauer: 35 Minuten
Benötigte Hilfsmittel: Gymnastikball, kleiner Ball und Kiste (oder andere Erhöhung)
Trainingsmodus: Satztraining

1 **2** 3

	Übungen	Wiederholungen/ Belastungszeit	Pause in Sek.	Sätze	Intensität	Seite
1	Beincurl mit Gymnastikball	15 Wdh.	20	3	2	124
2	Einbeiniges Beckenheben	15 Wdh. pro Seite	20	3	2	124
3	Seitstütz auf dem Gymnastikball mit Beinanheben	15 Wdh. pro Seite	20	3	2	117
4	Käfer	45 Sek.	20	3	2	118 f.
5	Aufrichten mit kleinem Ball	15 Wdh.	20	3	2	119
6	Paddeln in der Bauchlage	45 Sek.	20	3	1	114
7	Kniebeugensprung	45 Sek.	20	3	2	113
8	Erhöhter Ausfallschritt	15 Wdh. pro Seite	20	3	2	123

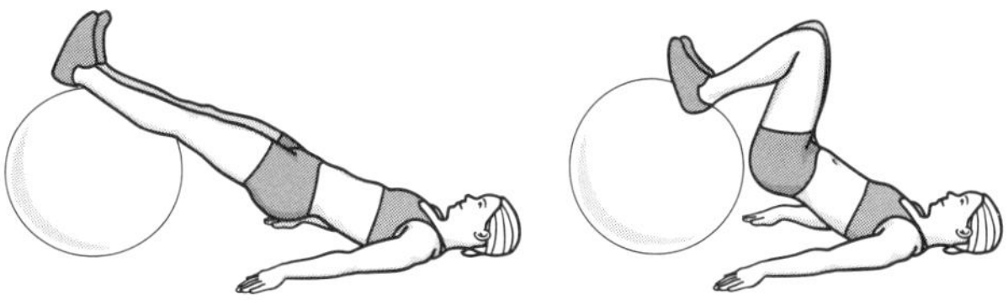

1 Beincurl mit Gymnastikball

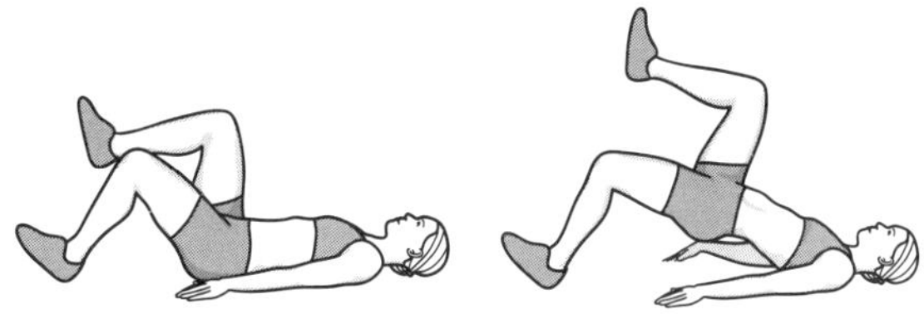

2 Einbeiniges Beckenheben

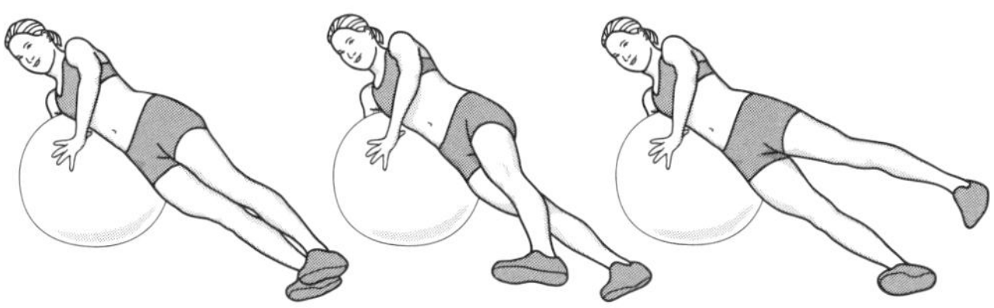

3 Seitstütz auf dem Gymnastikball mit Beinanheben

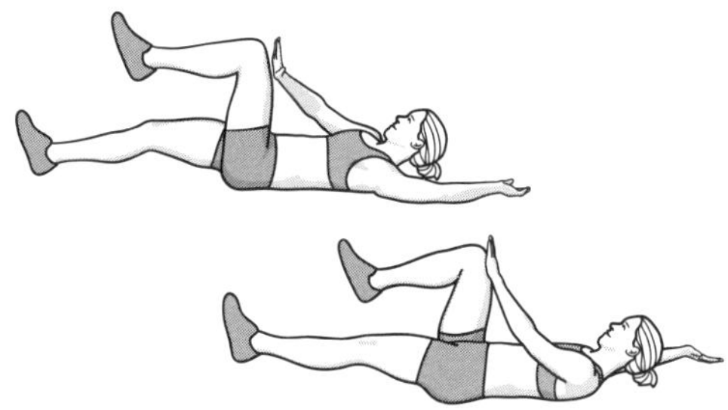

4 Käfer

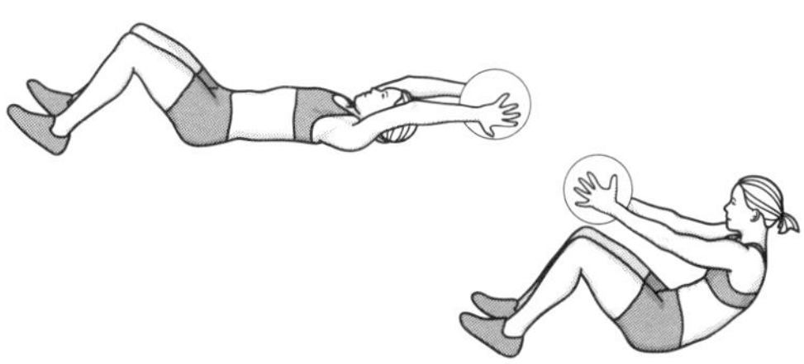

5 Aufrichten mit kleinem Ball

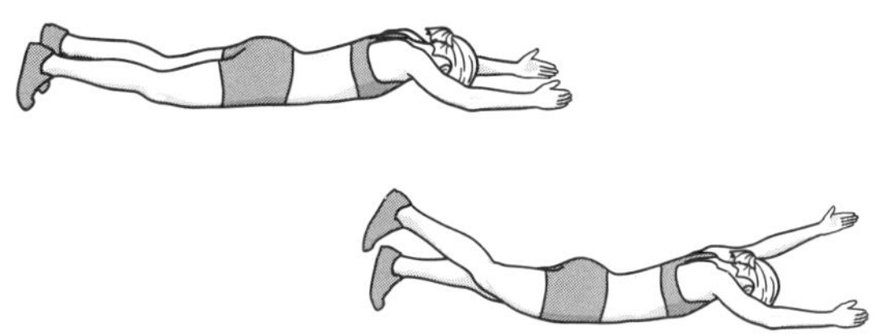

6 Paddeln in der Bauchlage

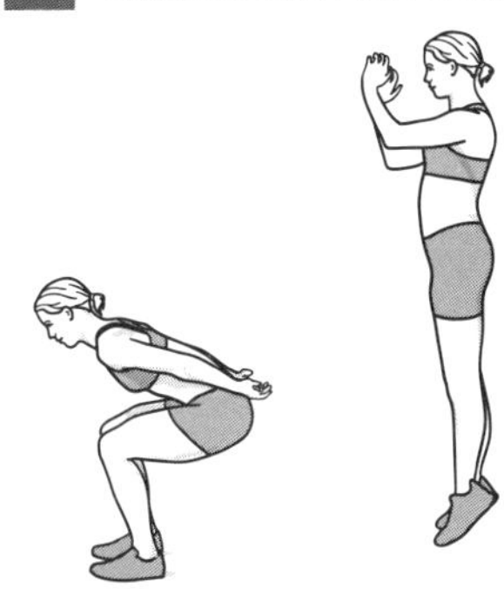

7 Kniebeugensprung

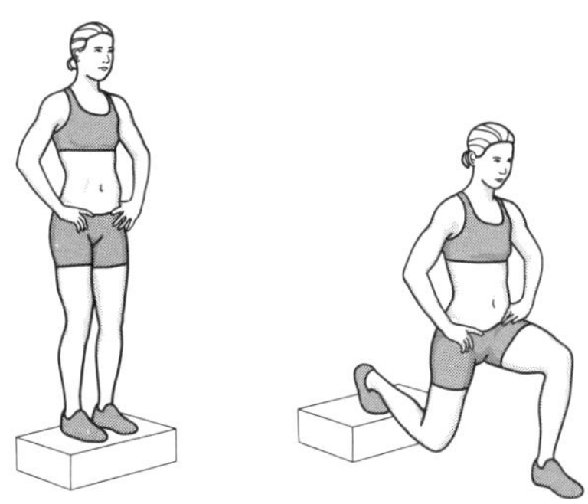

8 Erhöhter Ausfallschritt

19 Bauch, Beine, Po für Trainingserfahrene 9

Trainingsdauer: 35 Minuten
Benötigte Hilfsmittel: Kiste (oder andere Erhöhung), Gymnastikball, kleiner Ball und Handtuch
Trainingsmodus: Satztraining

1 **2** 3

	Übungen	Wiederholungen/ Belastungszeit	Pause in Sek.	Sätze	Inten- sität	Seite
1	Boxsprung	45 Sek.	20	3	2	112
2	Dip	15 Wdh.	20	3	1	115
3	Diagonaler Crunch mit Gymnastikball	15 Wdh. pro Seite	20	3	1	118
4	Stütz mit Arm- und Beinheben	45 Sek. im Wechsel	20	3	2	116
5	Aufrichten mit kleinem Ball	15 Wdh.	20	3	2	119
6	Gleitender Ausfallschritt	15 Wdh. pro Seite	20	3	2	123
7	Umgedrehte Planke mit Gymnastikball	45 Sek.	20	3	1	124
8	Dynamischer Seitstütz	15 Wdh. pro Seite	20	3	2	116

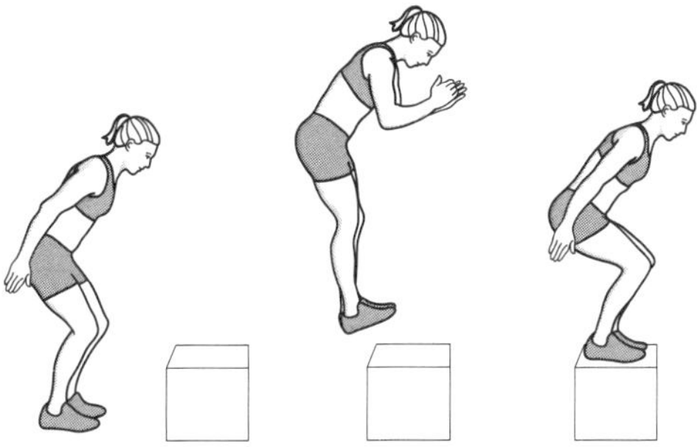

1 Boxsprung

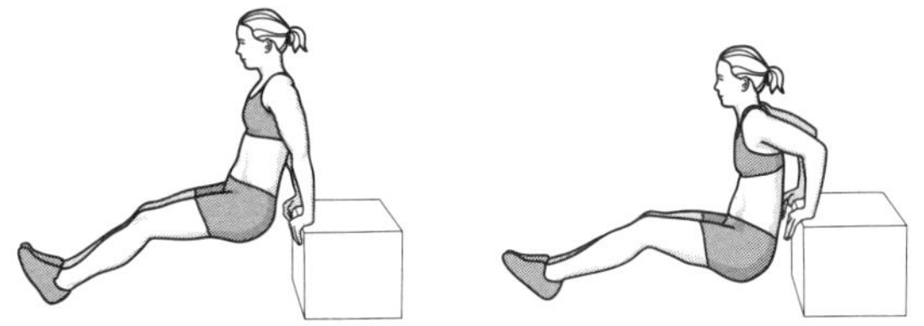

2 Dip

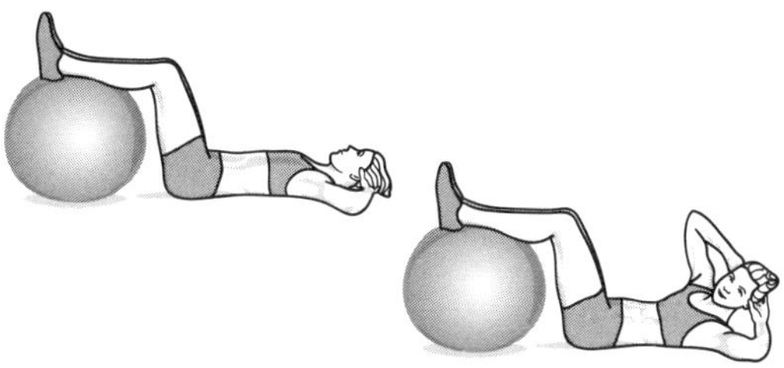

3 Diagonaler Crunch mit Gymnastikball

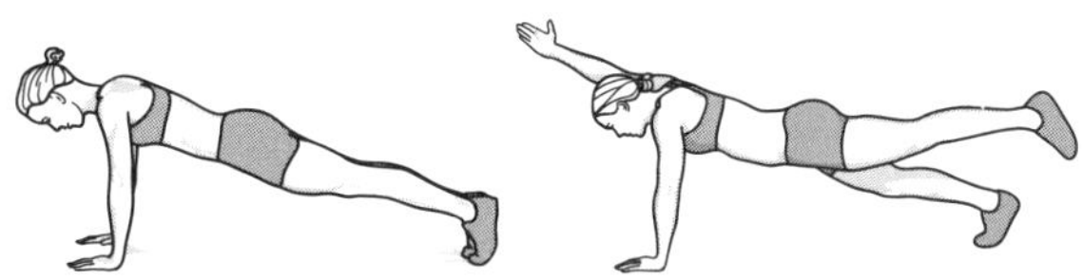

4 Stütz mit Arm- und Beinheben

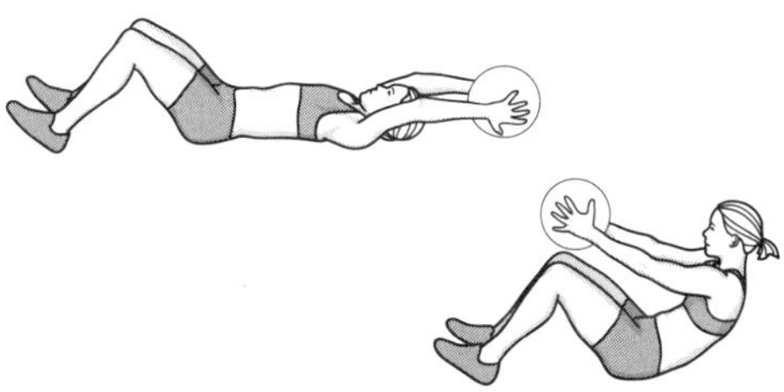

5 Aufrichten mit kleinem Ball

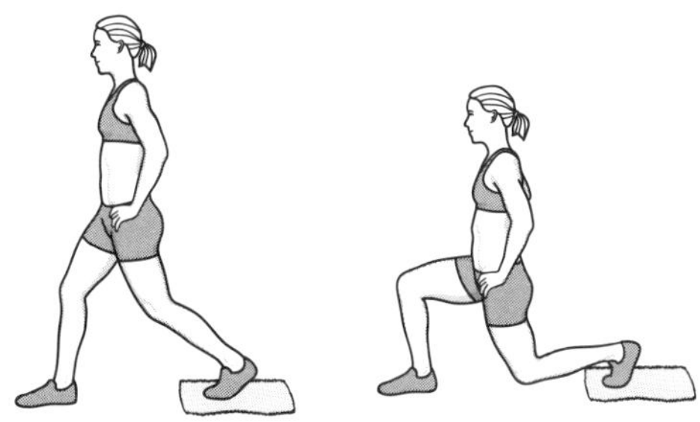

6 Gleitender Ausfallschritt

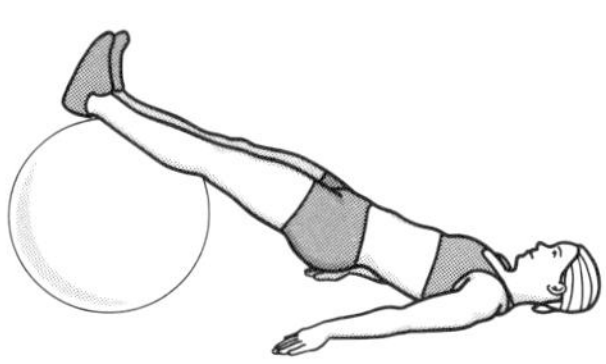

7 Umgedrehte Planke mit Gymnastikball

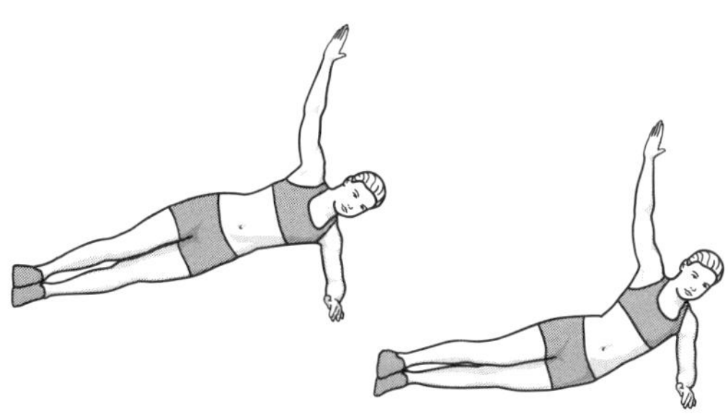

8 Dynamischer Seitstütz

20 Bauch, Beine, Po für Trainingserfahrene 10

Trainingsdauer: 45 Minuten
Benötigte Hilfsmittel: Gymnastikball
Trainingsmodus: Satztraining

1 **2** 3

	Übungen	Wiederholungen/ Belastungszeit	Pause in Sek.	Sätze	Intensität	Seite
1	Unterarmstütz	45 Sek.	20	3	2	116
2	Paddeln in der Bauchlage	45 Sek.	20	3	1	114
3	Seitstütz auf dem Gymnastikball mit Beinanheben	15 Wdh. pro Seite	20	3	2	117
4	Umgekehrter Crunch mit Gymnastikball	15 Wdh.	20	3	2	119
5	Beinpendel mit gestreckten Beinen	10 Wdh. pro Seite	20	3	2	121
6	Beckenheben	15 Wdh.	20	3	1	123
7	Käfer	15 Wdh.	20	3	2	118 f.
8	Beincurl mit Gymnastikball	15 Wdh.	20	3	2	124
9	Wadenkräftigung	15 Wdh.	20	3	1	126
10	Kniebeugensprung	45 Sek.	20	3	1	113

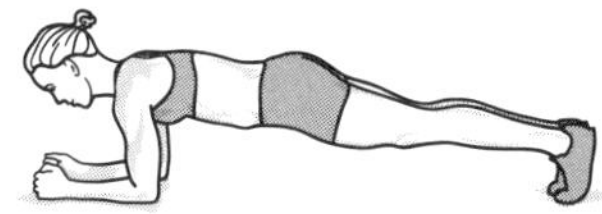

1 Unterarmstütz

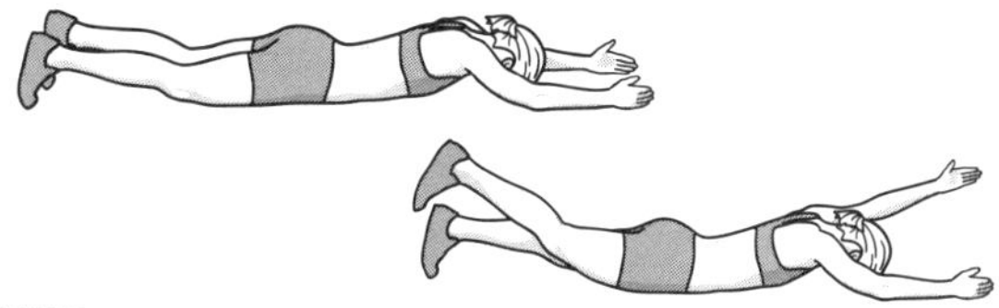

2 Paddeln in der Bauchlage

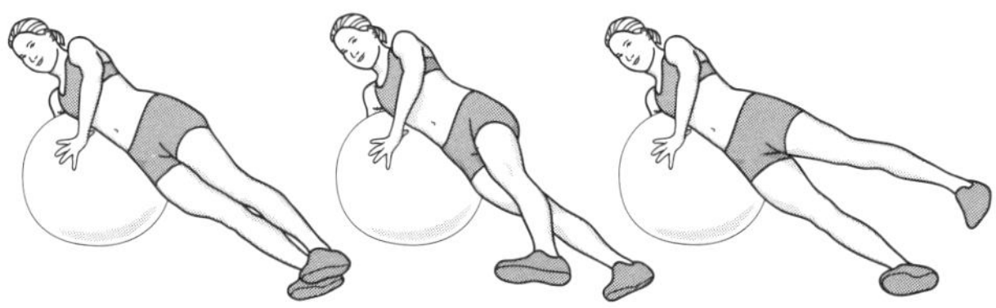

3 Seitstütz auf dem Gymnastikball mit Beinanheben

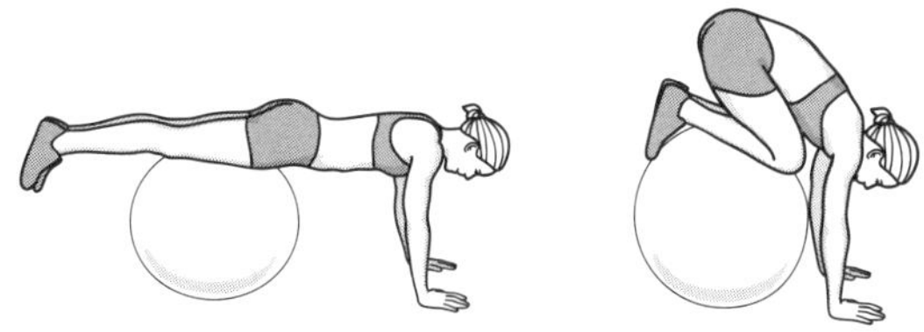

4 Umgekehrter Crunch mit Gymnastikball

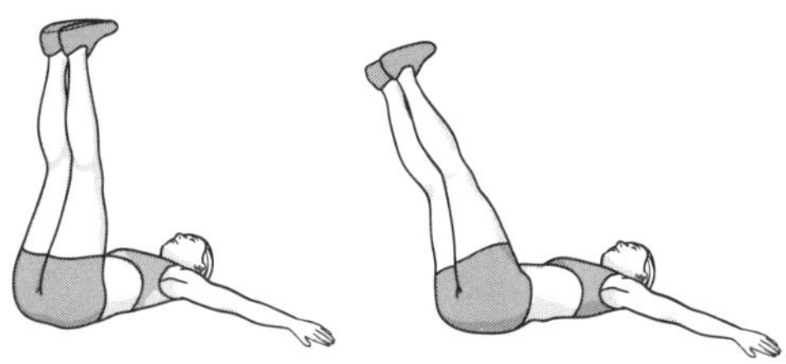

5 Beinpendel mit gestreckten Beinen

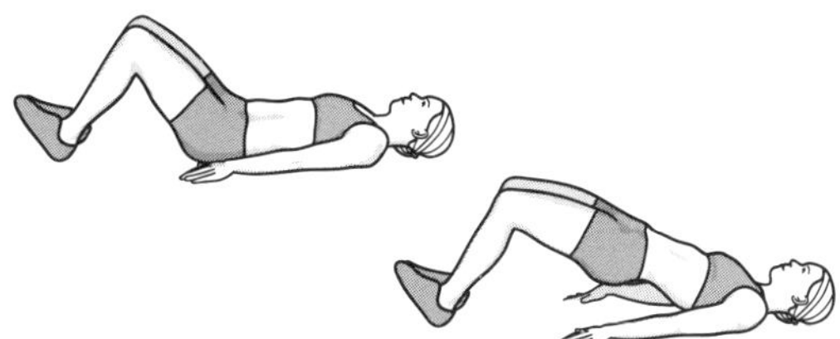

6 Beckenheben

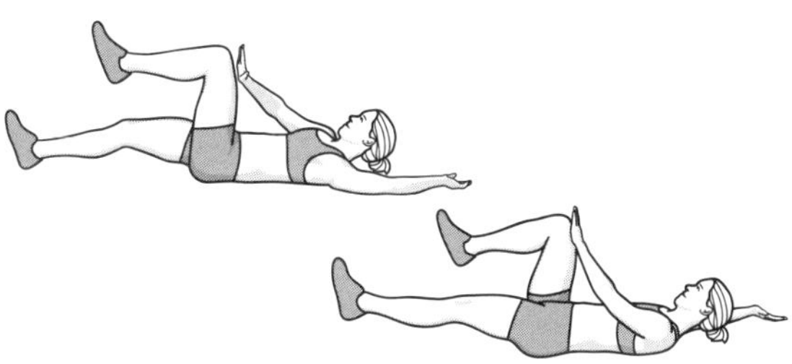

7 Käfer

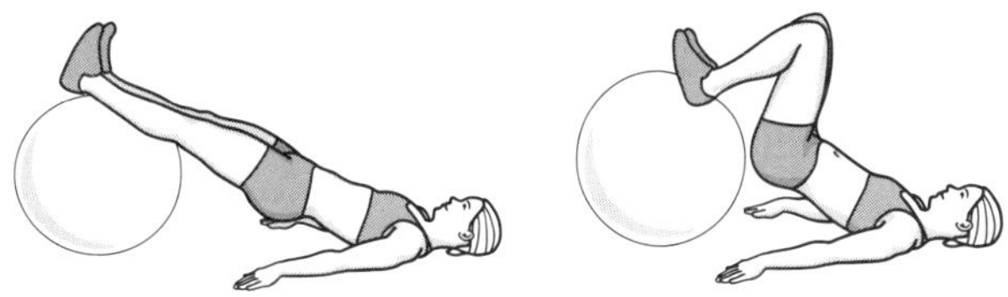

8 Beincurl mit Gymnastikball

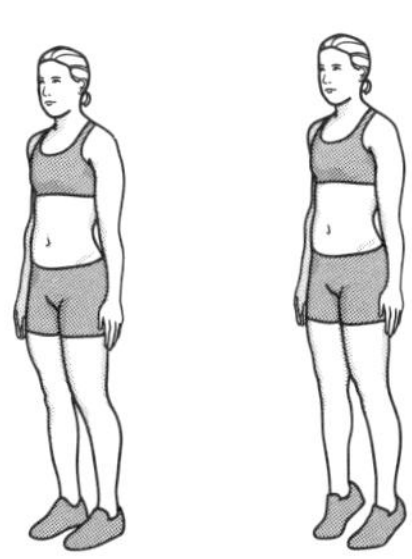

9 Wadenkräftigung

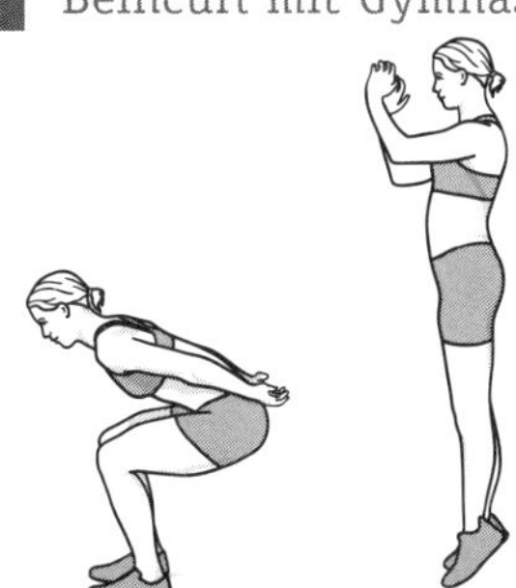

10 Kniebeugensprung

21 Bauch, Beine, Po für Fortgeschrittene 1

Trainingsdauer: 25 Minuten
Benötigte Hilfsmittel: Gymnastikball
Trainingsmodus: Zirkeltraining, 3 Runden

1 2 **3**

	Übungen	Wiederholungen/ Belastungszeit	Pause in Sek.	Intensität	Seite
1	Burpee	60 Sek.	20	3	113
2	Seitstütz mit Beinanheben	20 Wdh. pro Seite	20	3	117
3	Einbeiniger Beincurl mit Gymnastikball	15 Wdh. pro Seite	20	3	124
4	Bergsteiger	60 Sek.	20	1	114
5	Tabata Sit-up	60 Sek.	20	3	119
6	Beinpendel mit gestreckten Beinen	15 Wdh. pro Seite	20	2	121

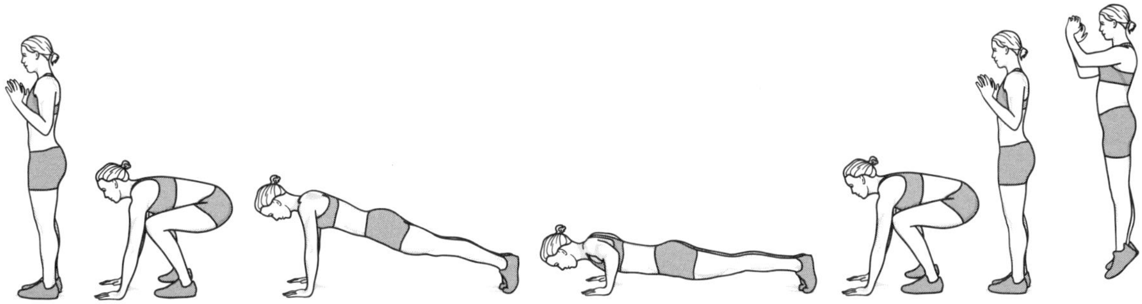

1 Burpee

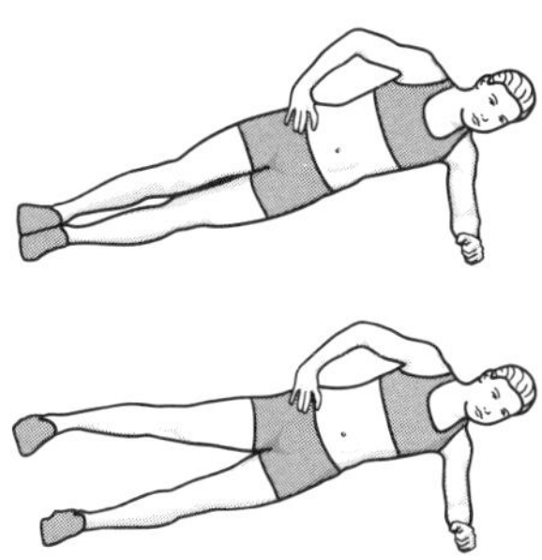

2 Seitstütz mit Beinanheben

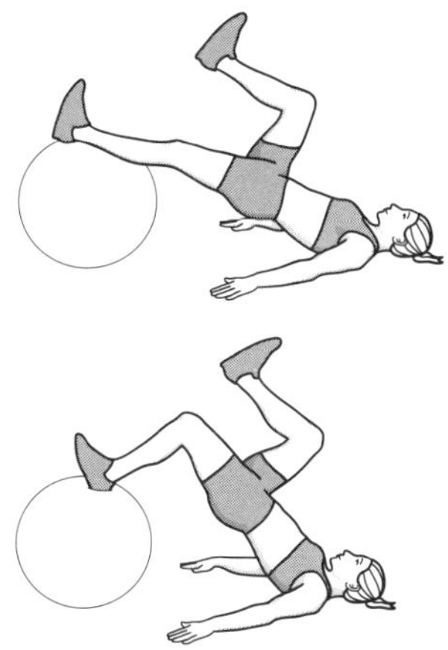

3 Einbeiniger Beincurl mit Gymnastikball

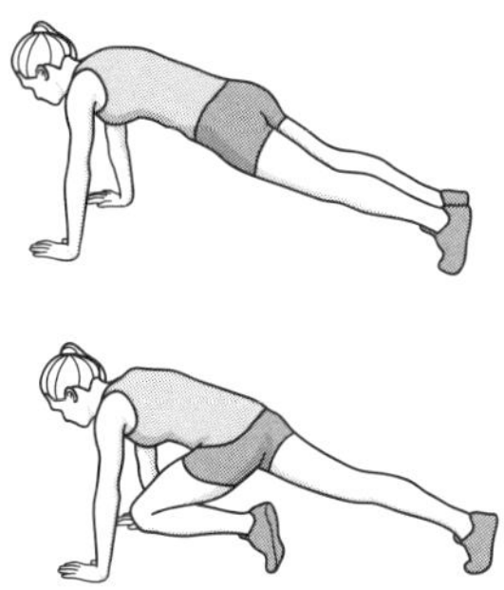

4 Bergsteiger

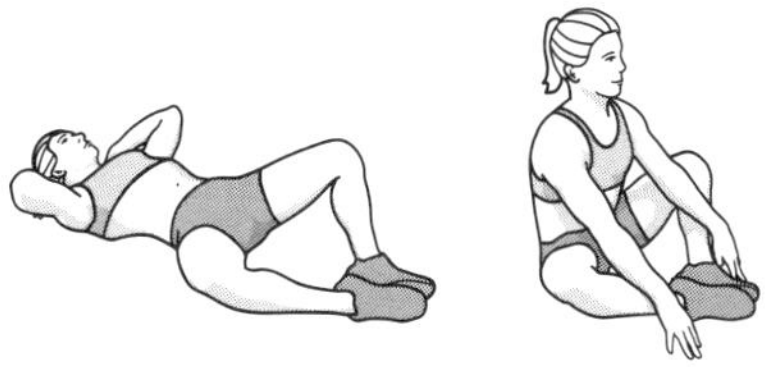

5 Tabata Sit-up

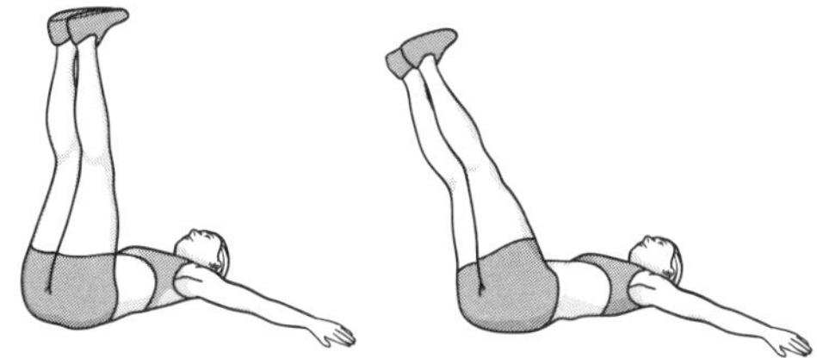

6 Beinpendel mit gestreckten Beinen

22 Bauch, Beine, Po für Fortgeschrittene 2

Trainingsdauer: 35 Minuten
Benötigte Hilfsmittel: Kiste (oder andere Erhöhung) und Gymnastikball
Trainingsmodus: Zirkeltraining, 4 Runden

1 2 **3**

	Übungen	Wiederholungen/ Belastungszeit	Pause in Sek.	Intensität	Seite
1	Boxsprung	60 Sek.	20	2	112
2	Liegestütz	15 Wdh.	20	2	114
3	Crunch mit Gymnastikball	15 Wdh.	20	2	120
4	Erhöhter Ausfallschritt	15 Wdh. pro Seite	20	2	123
5	Gedrehter Seitstütz	15 Wdh. pro Seite	20	3	117
6	Bergsteiger	60 Sek.	20	1	114

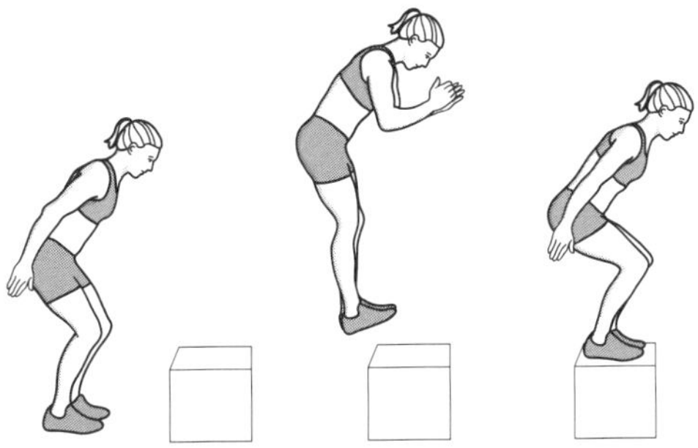

1 Boxsprung

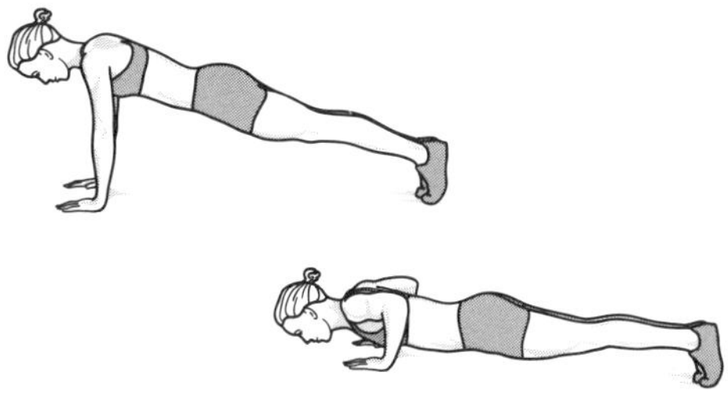

2 Liegestütz

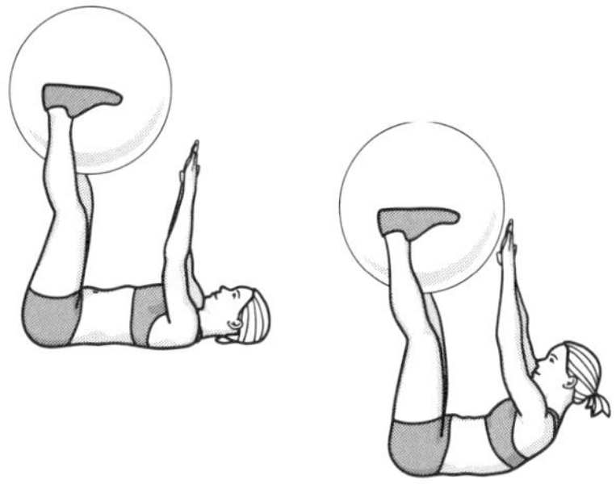

3 Crunch mit Gymnastikball

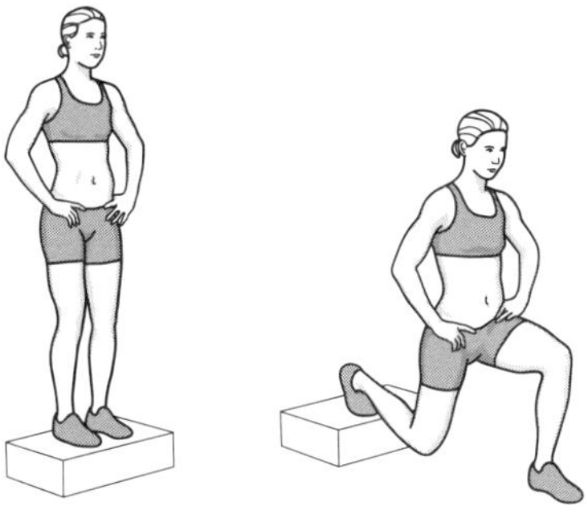

4 Erhöhter Ausfallschritt

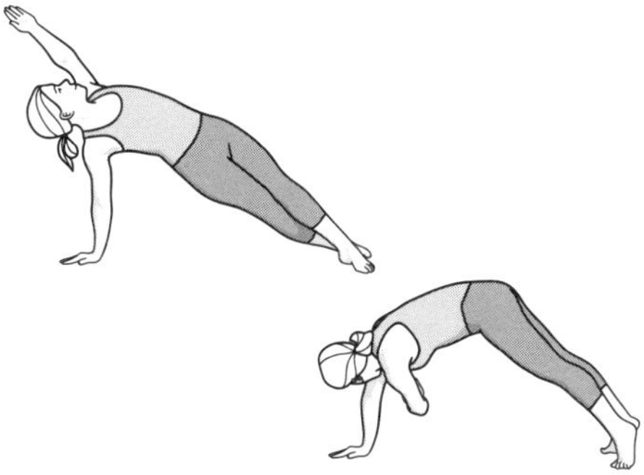

5 Gedrehter Seitstütz

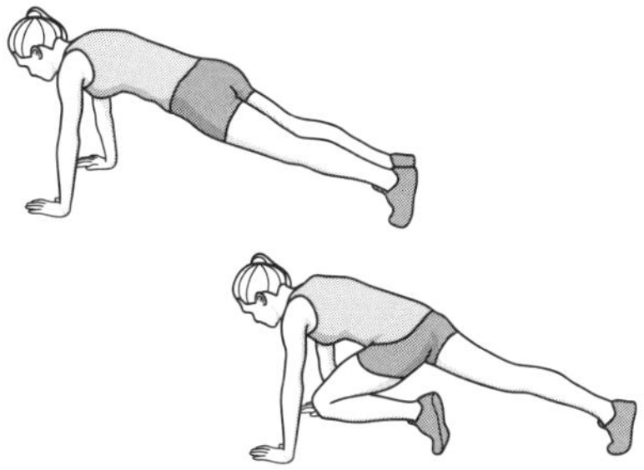

6 Bergsteiger

23 Bauch, Beine, Po für Fortgeschrittene 3

Trainingsdauer: 35 Minuten
Benötigte Hilfsmittel: Handtuch
Trainingsmodus: Satztraining

1 2 **3**

	Übungen	Wiederholungen/ Belastungszeit	Pause in Sek.	Sätze	Inten-sität	Seite
1	Tabata Sit-up	20 Wdh.	20	3	3	119
2	Wechselseitiges Beinstrecken	15 Wdh.	20	3	2	118
3	Gleitender Ausfallschritt	15 Wdh. pro Seite	20	3	2	122 f.
4	Seitstütz mit Beinanheben	15 Wdh. pro Seite	20	3	3	117
5	Kniebeugensprung	60 Sek.	20	3	1	113
6	Unterarmstütz	60 Sek.	20	3	1	116

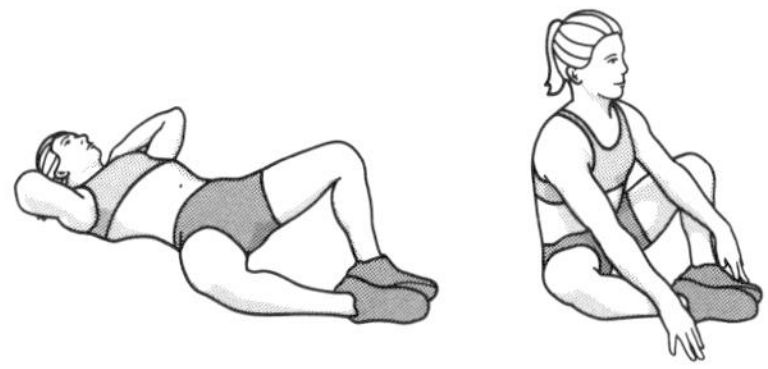

1 Tabata Sit-up

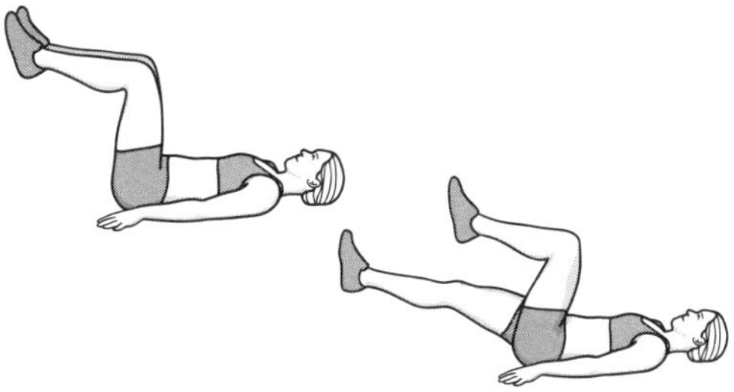

2 Wechselseitiges Beinstrecken

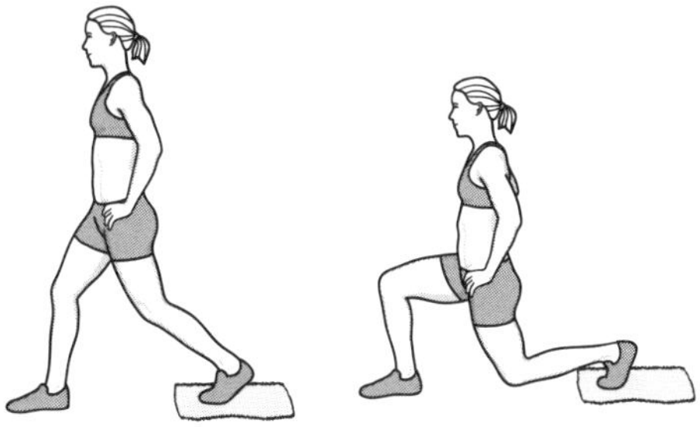

3 Gleitender Ausfallschritt

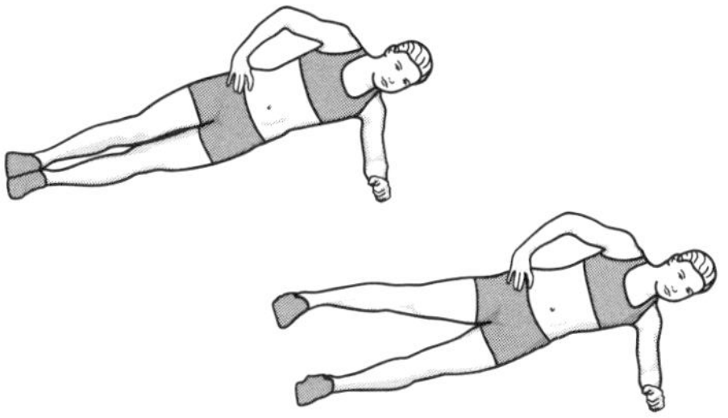

4 Seitstütz mit Beinanheben

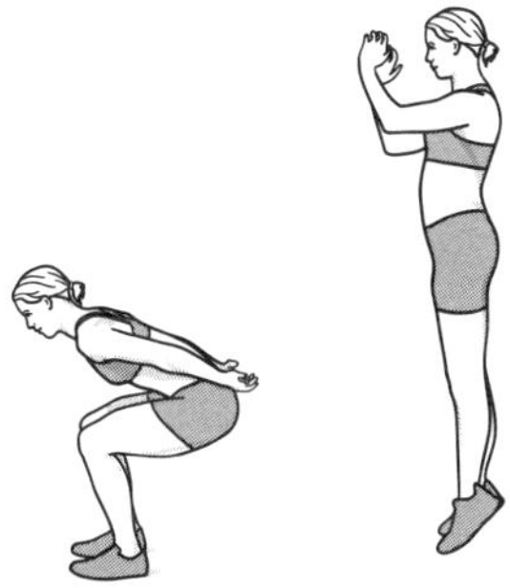

5 Kniebeugensprung

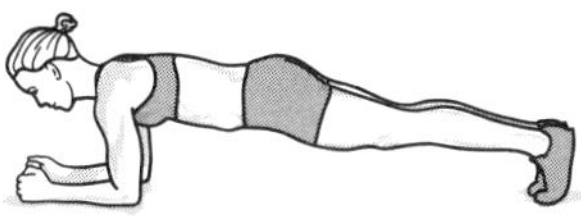

6 Unterarmstütz

24 Bauch, Beine, Po für Fortgeschrittene 4

Trainingsdauer: 35 Minuten
Benötigte Hilfsmittel: Handtuch, kleiner Ball und Gymnastikball
Trainingsmodus: Satztraining

1 2 **3**

	Übungen	Wiederholungen/ Belastungszeit	Pause in Sek.	Sätze	Inten-sität	Seite
1	Gleitender seitlicher Ausfallschritt	15 Wdh. pro Seite	20	3	2	123
2	Einbeinige Kniebeuge	15 Wdh. pro Seite	20	3	2	122
3	Burpee	60 Sek.	20	3	3	113
4	Aufrichten mit kleinem Ball	15 Wdh.	20	3	2	119
5	Beinpendel mit gestreckten Beinen	15 Wdh. pro Seite	20	3	2	121
6	Stütz mit Arm- und Beinheben	60 Sek. im Wechsel	20	3	2	116
7	Einbeiniges Beckenheben	15 Wdh. pro Seite	20	3	2	124
8	Crunch mit Gymnastikball	15 Wdh.	20	3	2	120

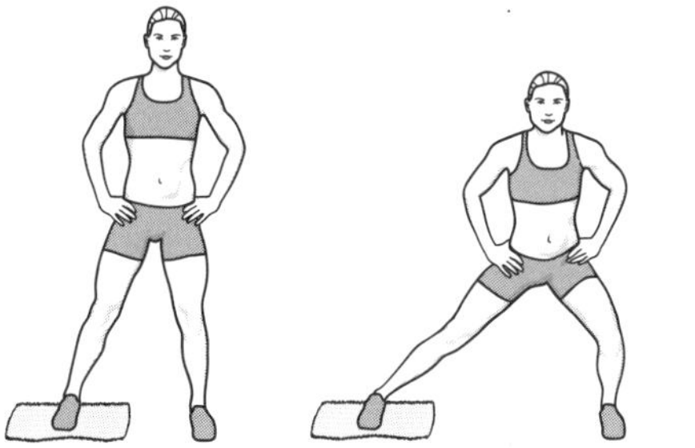

1 Gleitender seitlicher Ausfallschritt

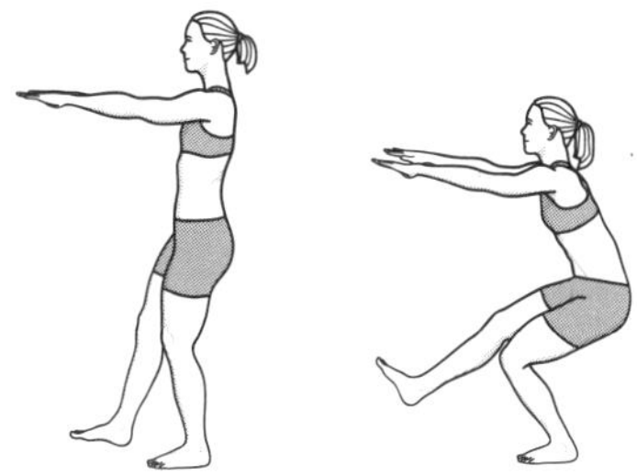

2 Einbeinige Kniebeuge

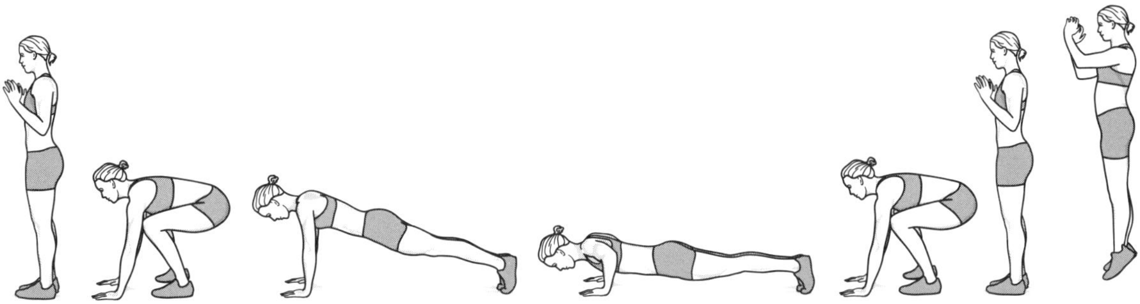

3 Burpee

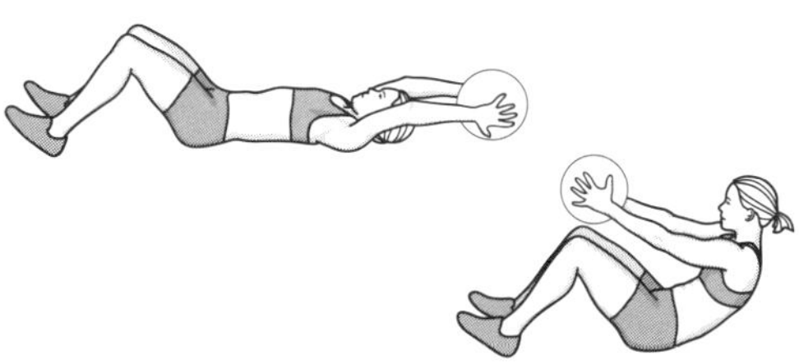

4 Aufrichten mit kleinem Ball

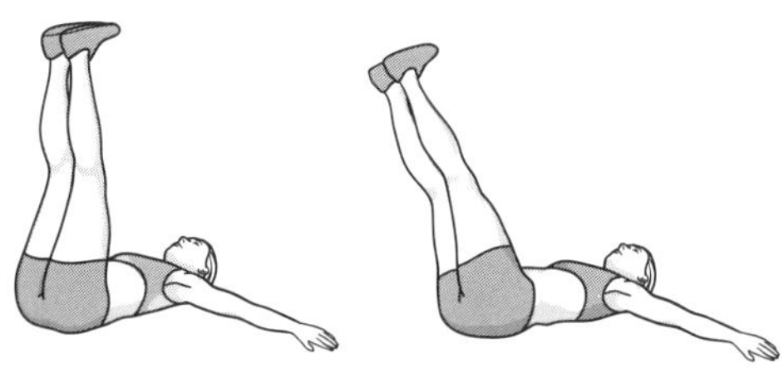

5 Beinpendel mit gestreckten Beinen

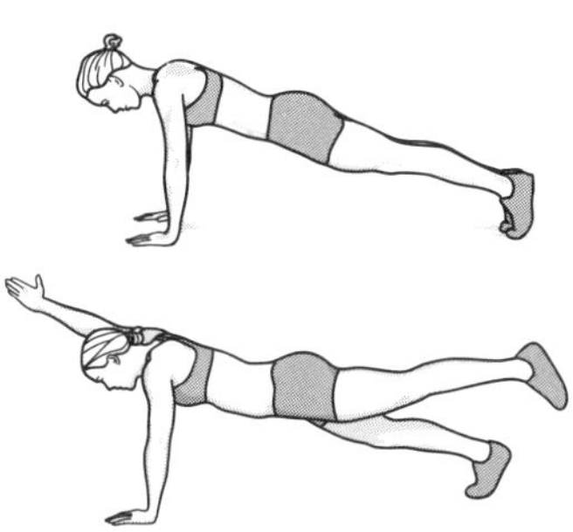

6 Stütz mit Arm- und Beinheben

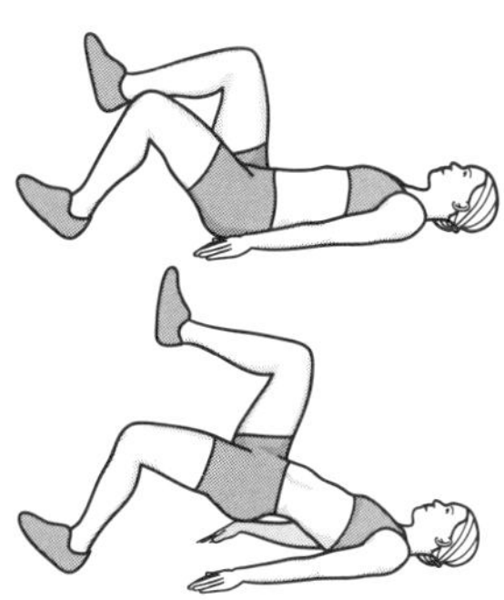

7 Einbeiniges Beckenheben

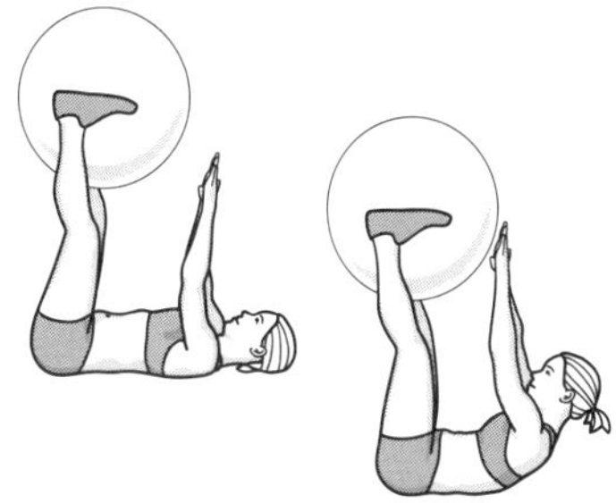

8 Crunch mit Gymnastikball

25 Bauch, Beine, Po für Fortgeschrittene 5

Trainingsdauer: 50 Minuten
Benötigte Hilfsmittel: kleiner Ball, Kiste (oder andere Erhöhung), Miniband und Gymnastikball
Trainingsmodus: Satztraining

1 2 **3**

	Übungen	Wiederholungen/ Belastungszeit	Pause in Sek.	Sätze	Intensität	Seite
1	Vierfüßlerstand mit angehobenen Knien	60 Sek.	20	3	1	115
2	Liegestütz	15 Wdh.	20	3	2	114
3	Aufrichten mit kleinem Ball	15 Wdh.	20	3	2	119
4	Gedrehter Seitstütz	15 Wdh. pro Seite	20	3	2	117
5	Klappmesser	15 Wdh.	20	3	3	120
6	Erhöhter Ausfallschritt	15 Wdh. pro Seite	20	3	2	123
7	Beinabspreizen aus der Seitenlage	15 Wdh. pro Seite	20	3	1	125
8	Einbeiniger Beincurl mit Gymnastikball	15 Wdh. pro Seite	20	3	3	124
9	Gestrecktes Beinsenken	15 Wdh.	20	3	3	120
10	Kniebeugensprung	60 Sek.	20	3	1	113

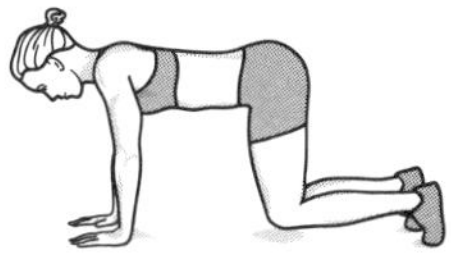

1 Vierfüßlerstand mit angehobenen Knien

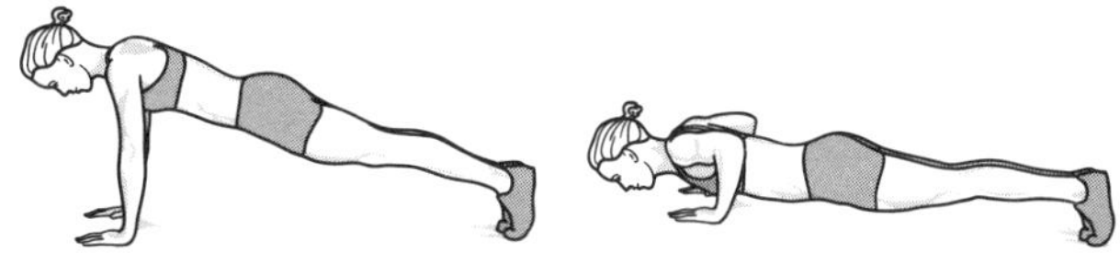

2 Liegestütz

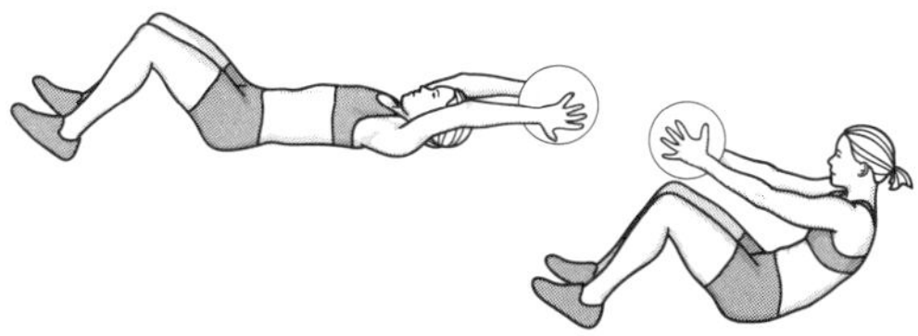

3 Aufrichten mit kleinem Ball

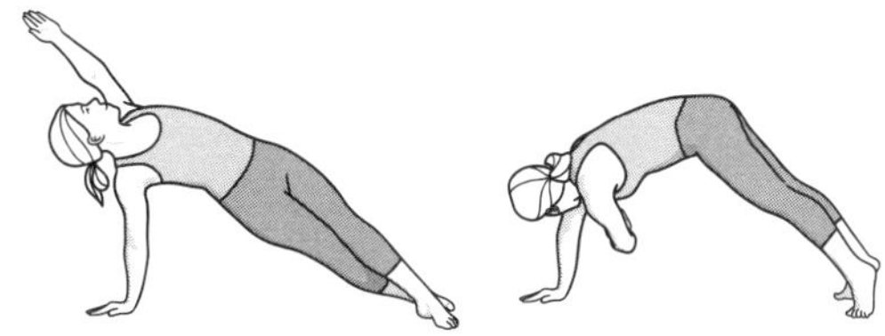

4 Gedrehter Seitstütz

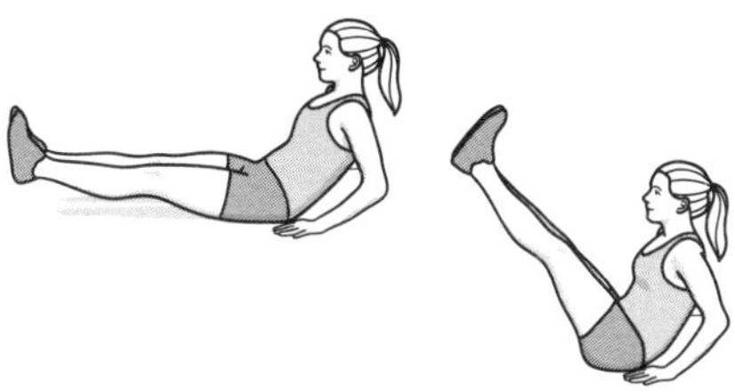

5 Klappmesser

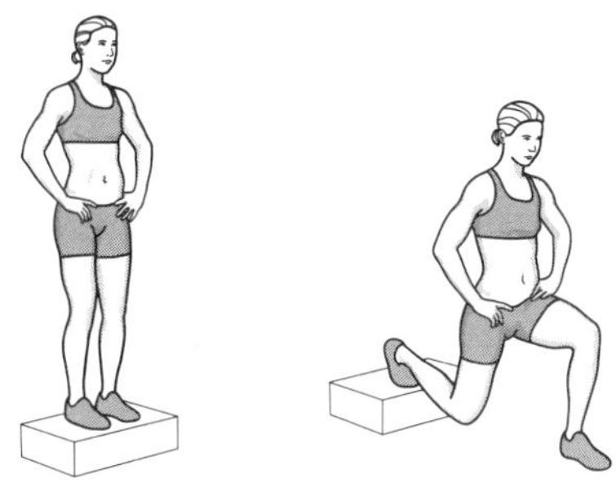

6 Erhöhter Ausfallschritt

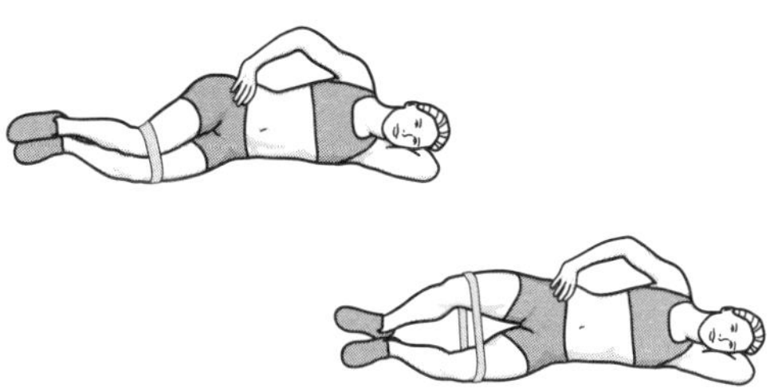

7 Beinabspreizen aus der Seitenlage

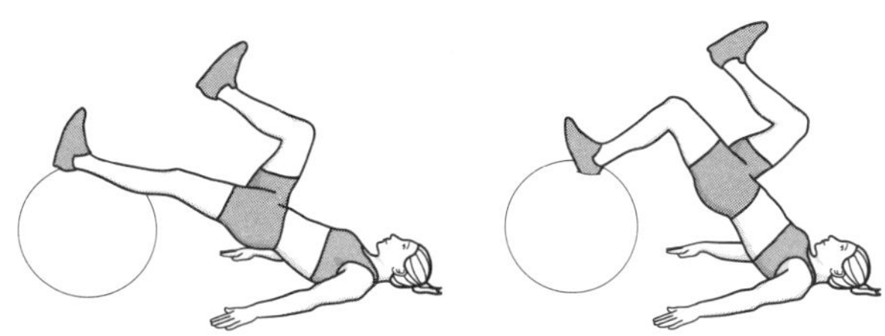

8 Einbeiniger Beincurl mit Gymnastikball

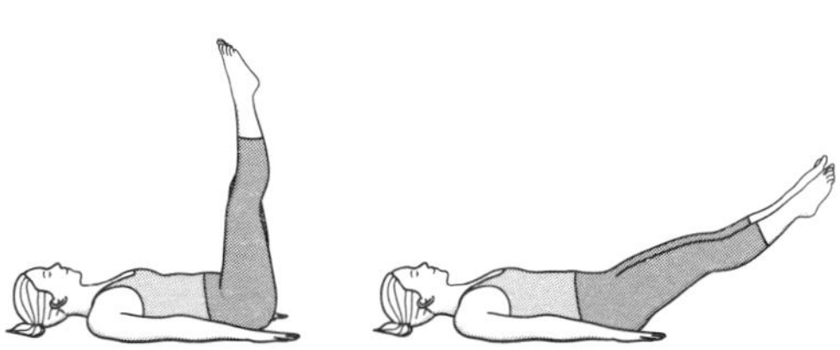

9 Gestrecktes Beinsenken

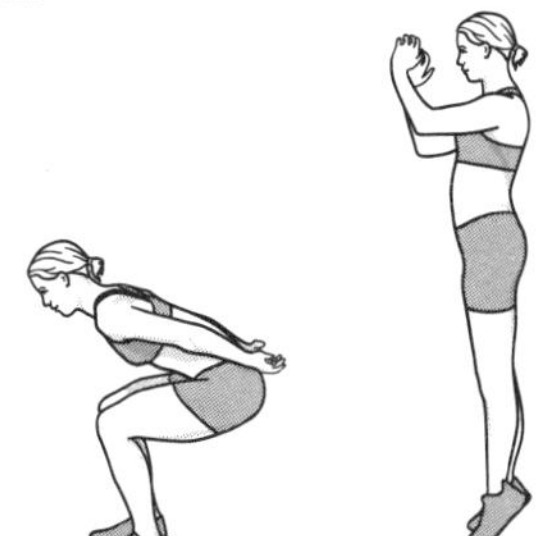

10 Kniebeugensprung

26 Bauch intensiv 1

Trainingsdauer: 20 Minuten
Trainingsmodus: Satztraining, Einsteiger: 3 Sätze, Trainingserfahrene: 4 Sätze

1 2 3

	Übungen	Wiederholungen/ Belastungszeit	Pause in Sek.	Sätze	Intensität	Seite
1	Crunch	15 Wdh.	20	3–4	1	118
2	Käfer	45 Sek.	20	3–4	2	118 f.
3	Dynamischer Seitstütz	15 Wdh. pro Seite	20	3–4	1	116
4	Bergsteiger	45 Sek.	20	3–4	1	114

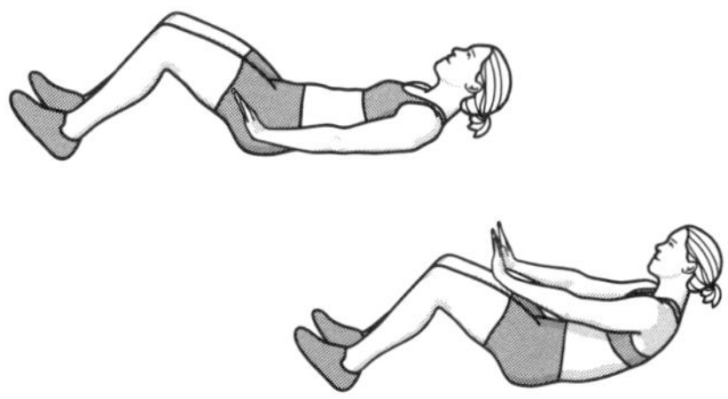

1 Crunch

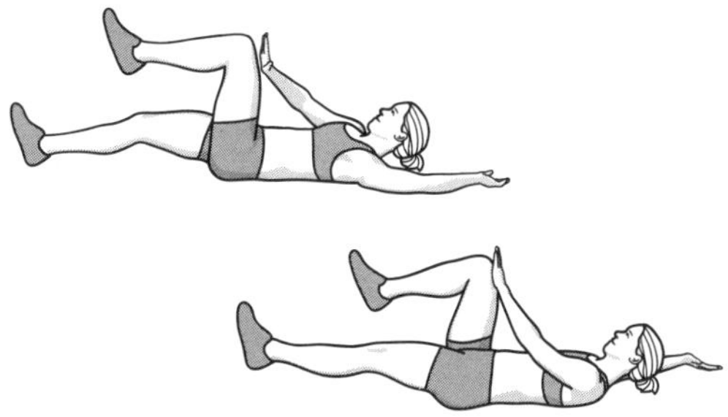

2 Käfer

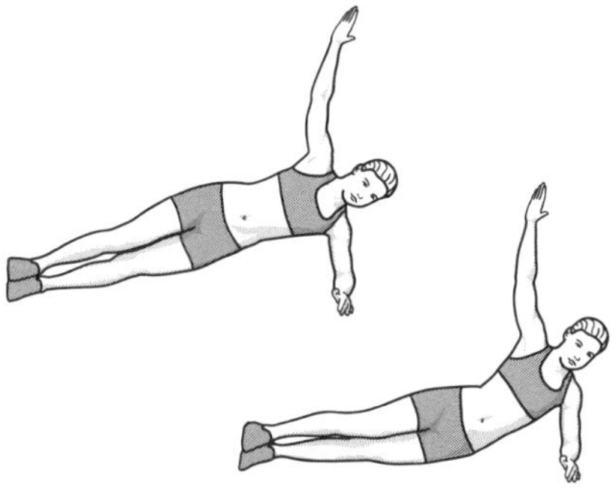

3 Dynamischer Seitstütz

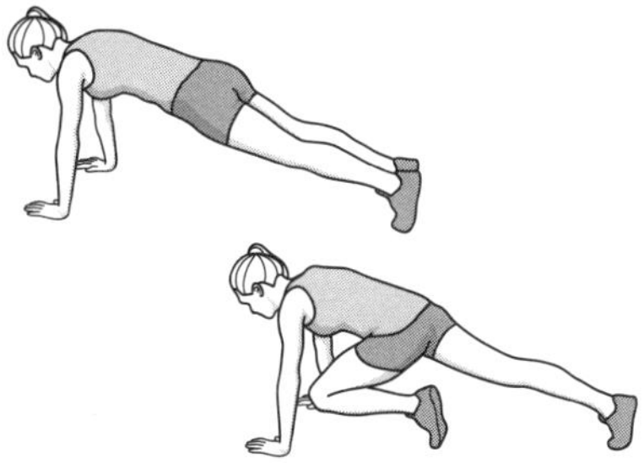

4 Bergsteiger

27 Bauch intensiv 2

Trainingsdauer: 25 Minuten
Benötigte Hilfsmittel: Gymnastikball
Trainingsmodus: Satztraining

1 **2** 3

	Übungen	Wiederholungen/ Belastungszeit	Pause in Sek.	Sätze	Intensität	Seite
1	Bergsteiger	45 Sek.	20	3	1	114
2	Unterarmstütz	45 Sek.	20	3	2	116
3	Umgekehrter Crunch mit Gymnastikball	15 Wdh.	20	3	1	119
4	Diagonaler Crunch mit Gymnastikball	15 Wdh. pro Seite	20	3	1	118
5	Crunch mit Gymnastikball	15 Wdh.	20	3	2	120
6	Gedrehter Seitstütz	15 Wdh. pro Seite	20	3	2	117

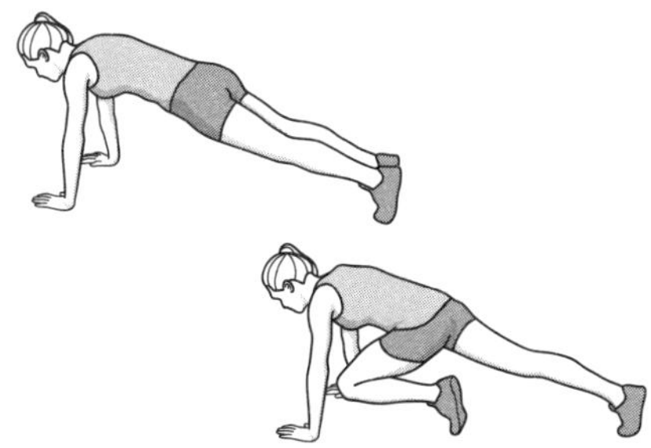

1 Bergsteiger

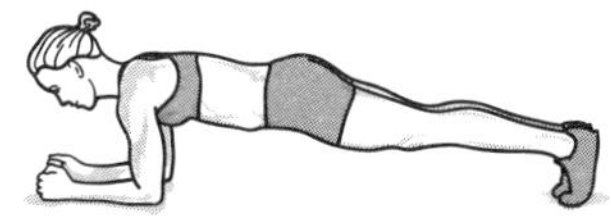

2 Unterarmstütz

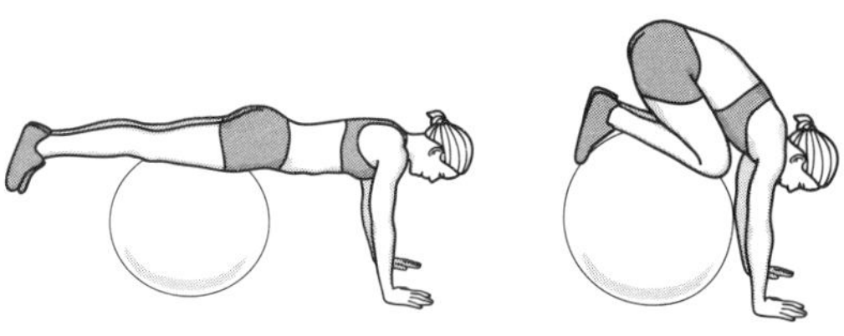

3 Umgekehrter Crunch mit Gymnastikball

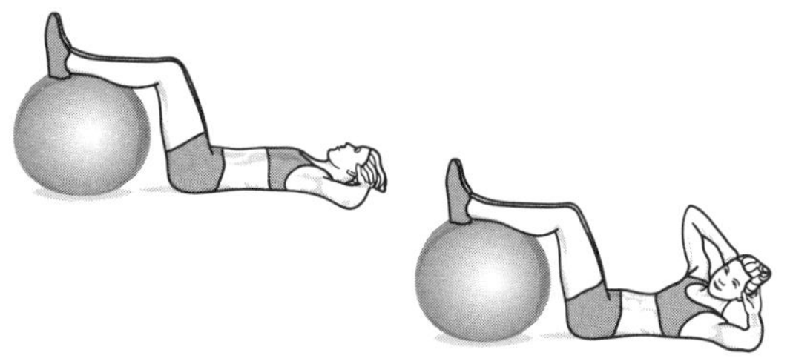

4 Diagonaler Crunch mit Gymnastikball

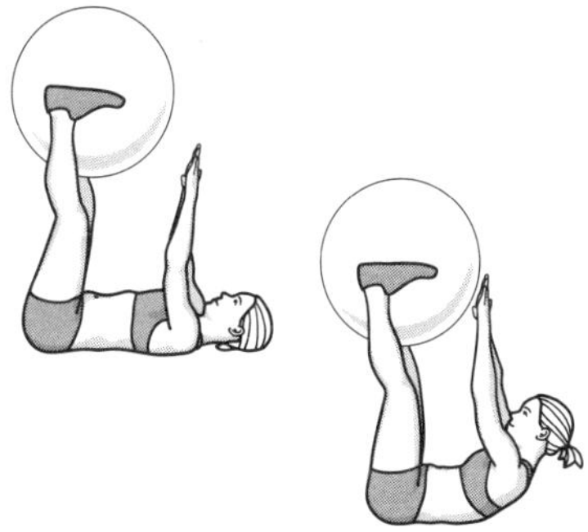

5 Crunch mit Gymnastikball

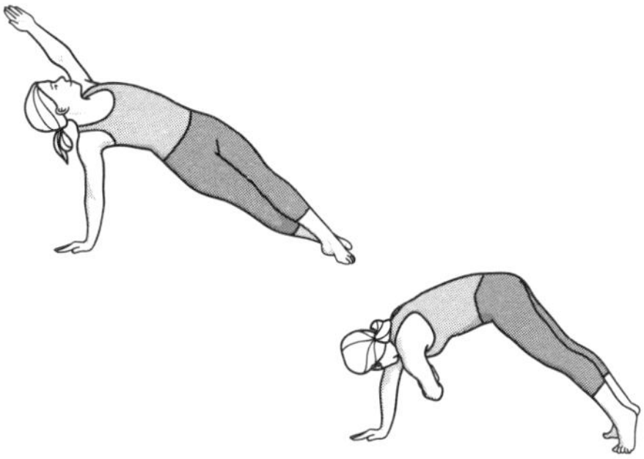

6 Gedrehter Seitstütz

28 Bauch intensiv 3

Trainingsdauer: 35 Minuten
Trainingsmodus: Satztraining

1 **2** 3

	Übungen	Wiederholungen/ Belastungszeit	Pause in Sek.	Sätze	Inten-sität	Seite
1	Vierfüßlerstand mit abgehobenen Knien	45 Sek.	20	3	1	115
2	Beckenheben	15 Wdh.	20	3	1	123
3	Käfer	45 Sek.	20	3	2	118 f.
4	Beinpendel mit gestreckten Beinen	10 Wdh. pro Seite	20	3	2	121
5	Unterarmstütz	45 Sek.	20	3	1	116
6	Tabata Sit-up	15 Wdh.	20	3	3	119
7	Wechselseitiges Beinstrecken	10 Wdh.	20	3	1	118
8	Seitstütz mit Beinanheben	15 Wdh. pro Seite	20	3	3	117

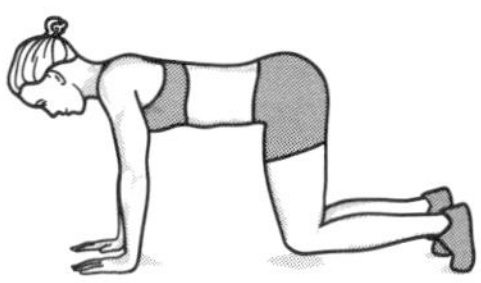

1 Vierfüßlerstand mit abgehobenen Knien

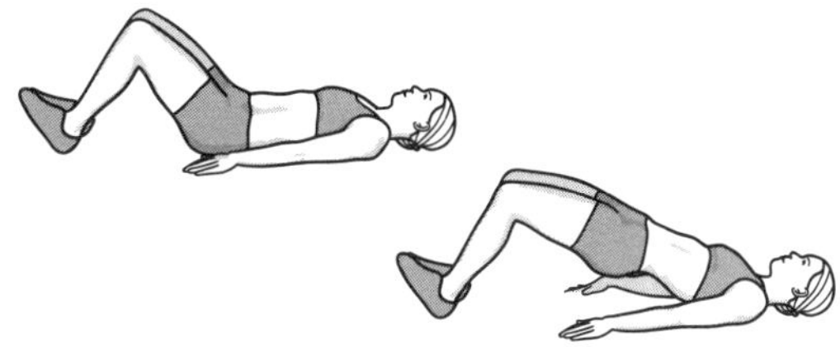

2 Beckenheben

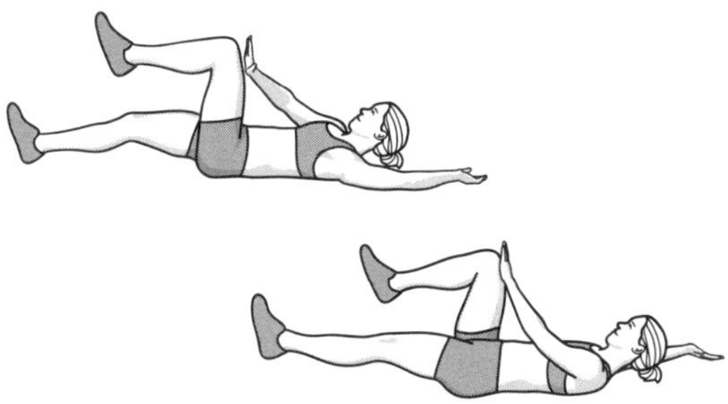

3 Käfer

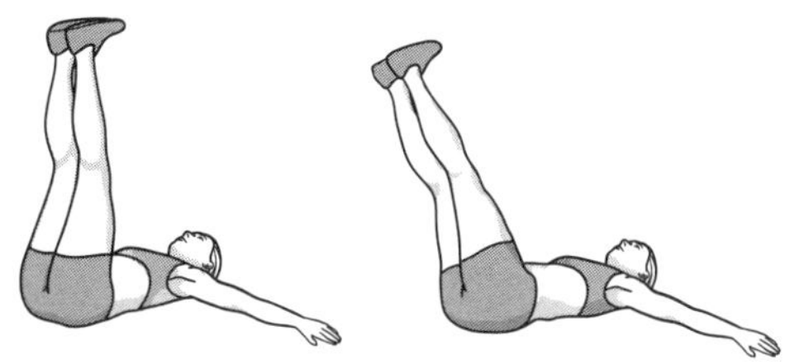

4 Beinpendel mit gestreckten Beinen

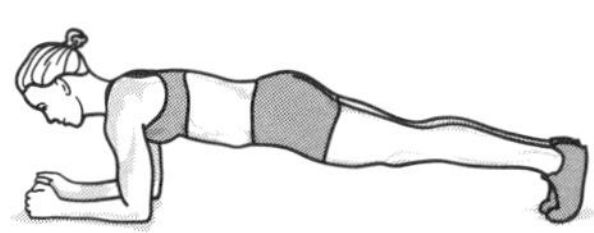

5 Unterarmstütz

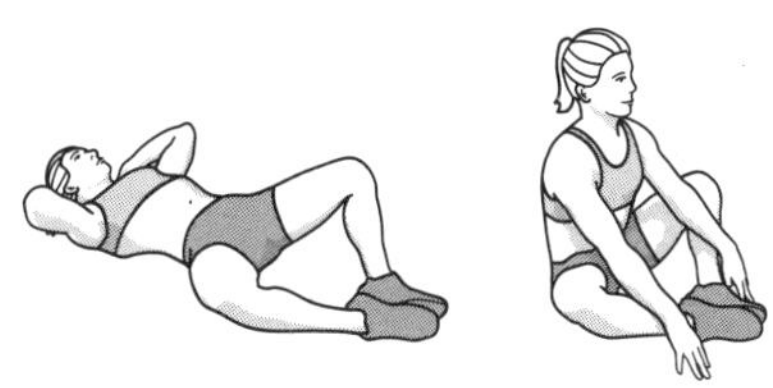

6 Tabata Sit-up

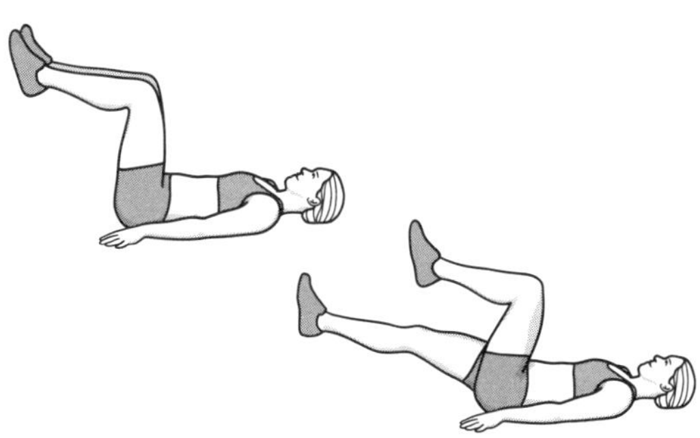

7 Wechselseitiges Beinstrecken

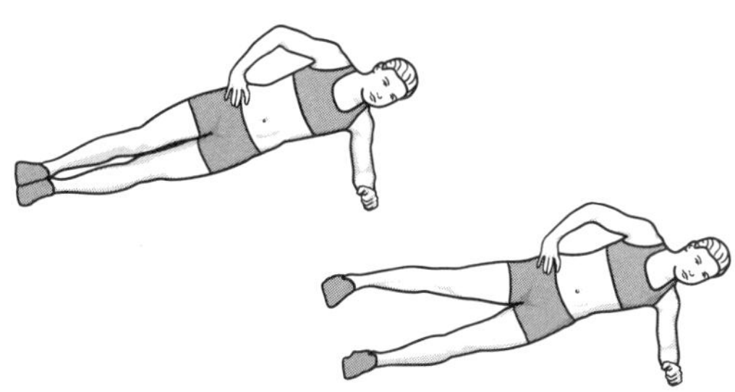

8 Seitstütz mit Beinanheben

29 Bauch intensiv 4

Trainingsdauer: 40 Minuten
Trainingsmodus: Satztraining

1 2 **3**

	Übungen	Wiederholungen/ Belastungszeit	Pause in Sek.	Sätze	Inten-sität	Seite
1	Bergsteiger	60 Sek.	20	3	2	114
2	Stütz mit Arm- und Beinheben	60 Sek. im Wechsel	20	3	2	116
3	Seitstütz mit Beinanheben	15 Wdh. pro Seite	20	3	3	117
4	Käfer	60 Sek.	20	3	2	118 f.
5	Klappmesser	15 Wdh.	20	3	3	120
6	Gestrecktes Beinsenken	15 Wdh.	20	3	3	120
7	Tabata Sit-up	15 Wdh.	20	3	2	119
8	Burpee	60 Sek.	20	3	2	113

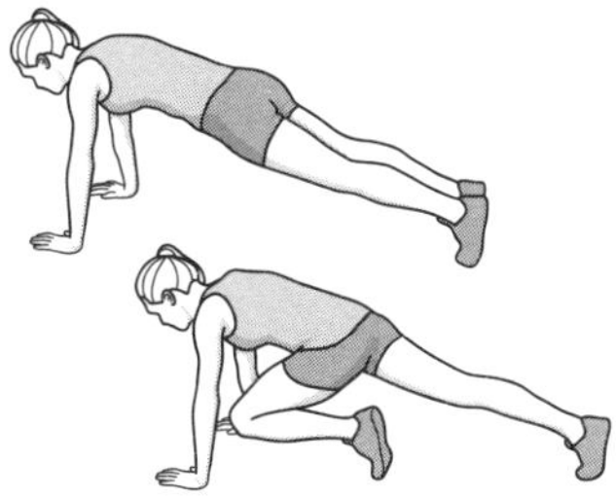

1 Bergsteiger

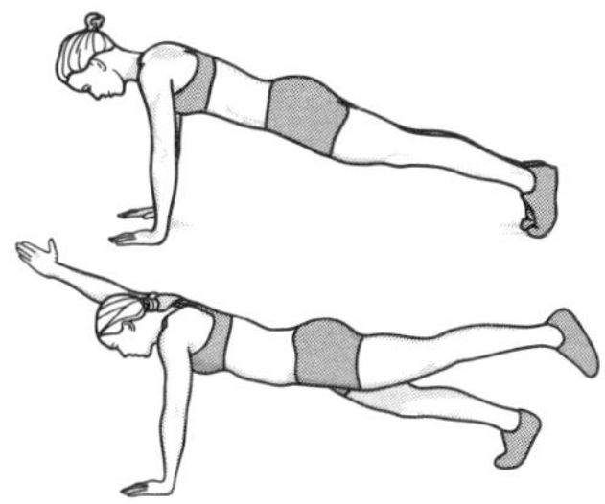

2 Stütz mit Arm- und Beinheben

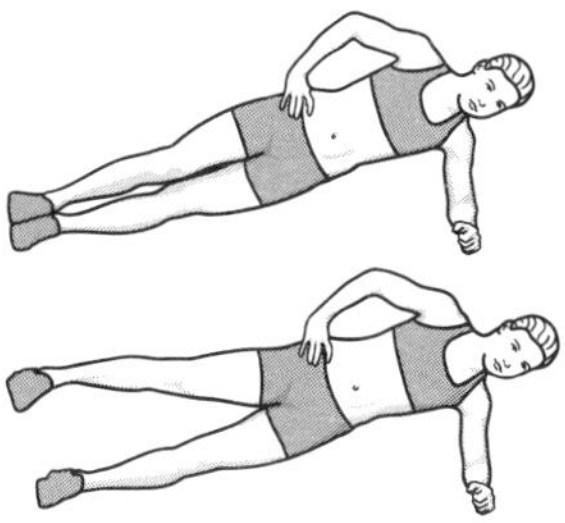

3 Seitstütz mit Beinanheben

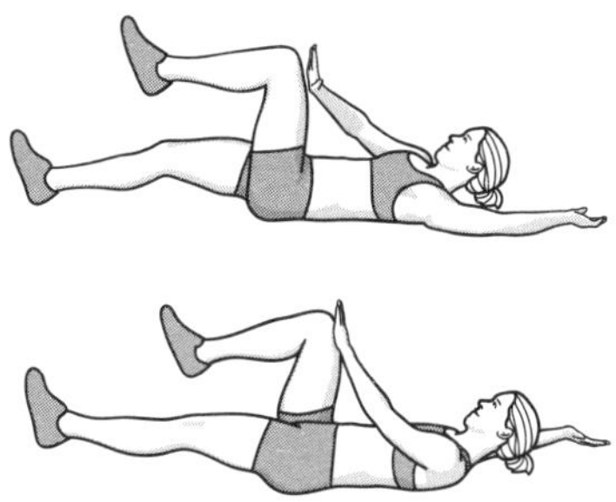

4 Käfer

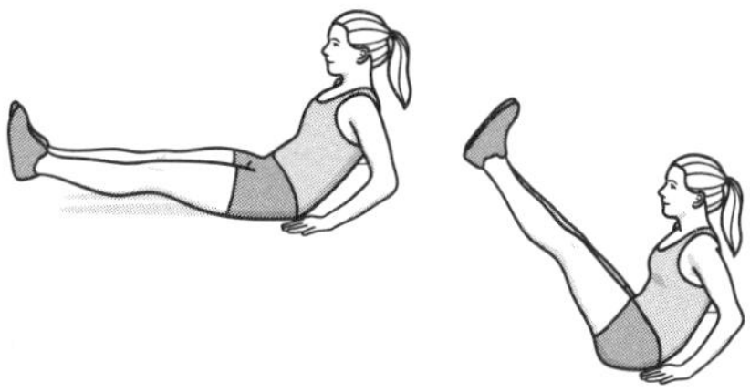

5 Klappmesser

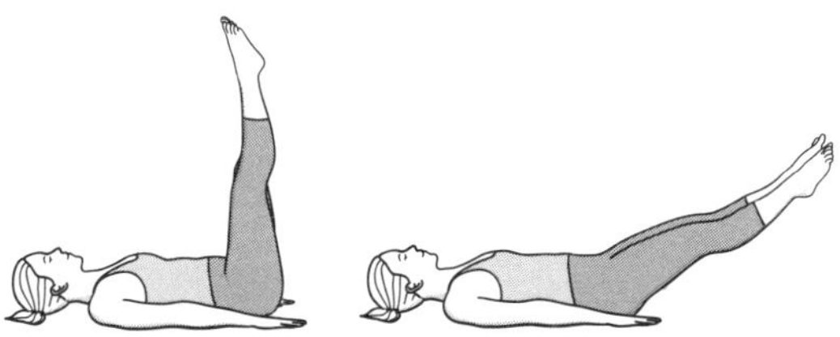

6 Gestrecktes Beinsenken

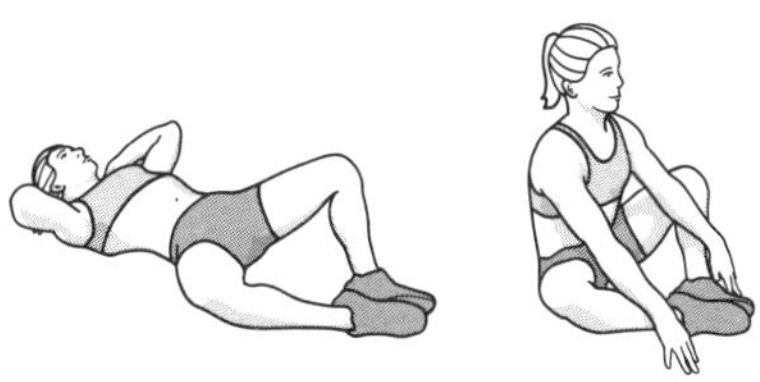

7 Tabata Sit-up

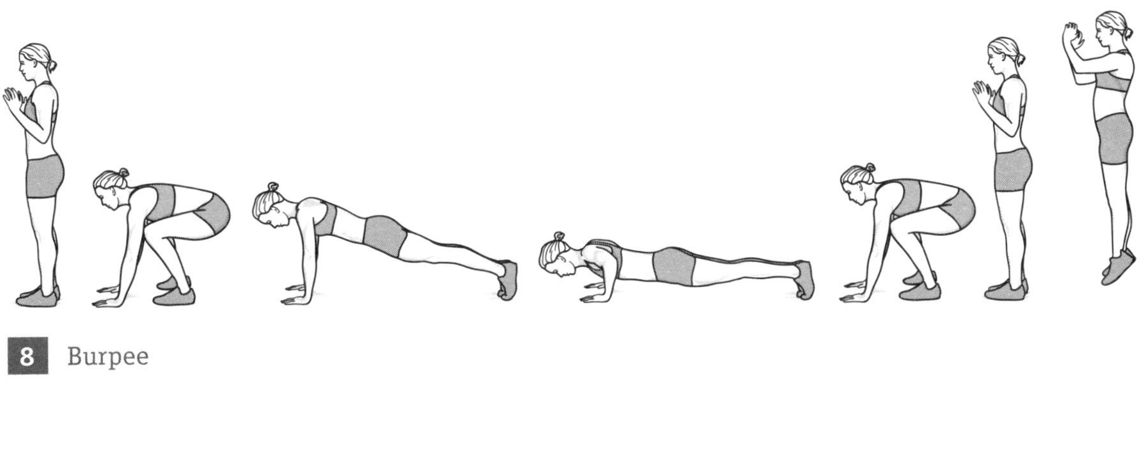

8 Burpee

30 Straffe Beine 1

Trainingsdauer: 25 Minuten
Benötigte Hilfsmittel: kleiner Ball und Gymnastikband
Trainingsmodus: Satztraining, Einsteiger: 3 Sätze, Trainingserfahrene: 4 Sätze

1 2 3

	Übungen	Wiederholungen/ Belastungszeit	Pause in Sek.	Sätze	Inten-sität	Seite
1	Kniebeuge mit Ball	15 Wdh.	20	3–4	1	122
2	Ausfallschritt	15 Wdh. pro Seite	20	3–4	2	122
3	Beinabspreizen im Stehen	15 Wdh. pro Seite	20	3–4	1	126
4	Beinpendel im Stehen	15 Wdh. pro Seite	20	3–4	1	125

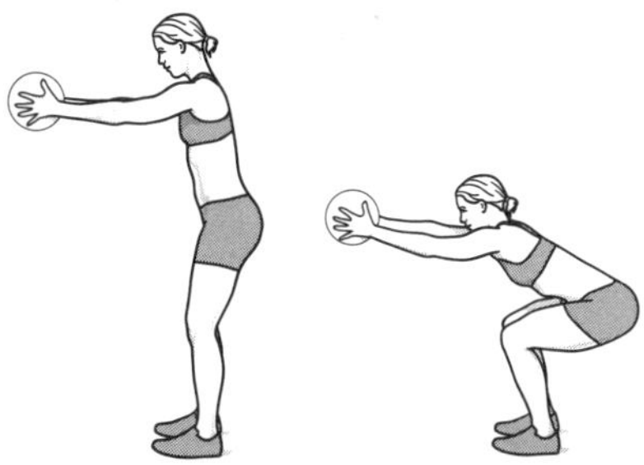

1 Kniebeuge mit Ball

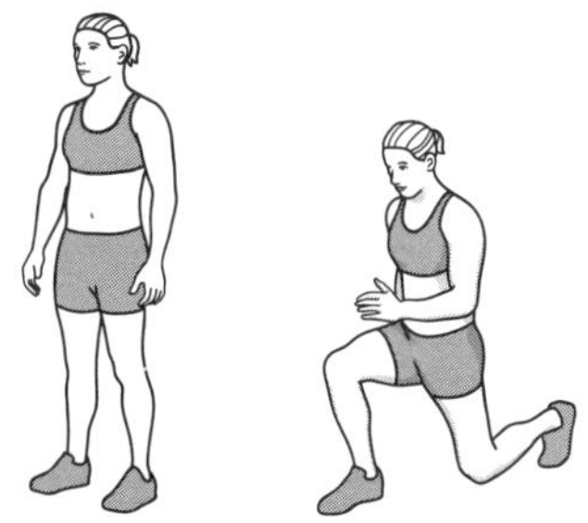

2 Ausfallschritt

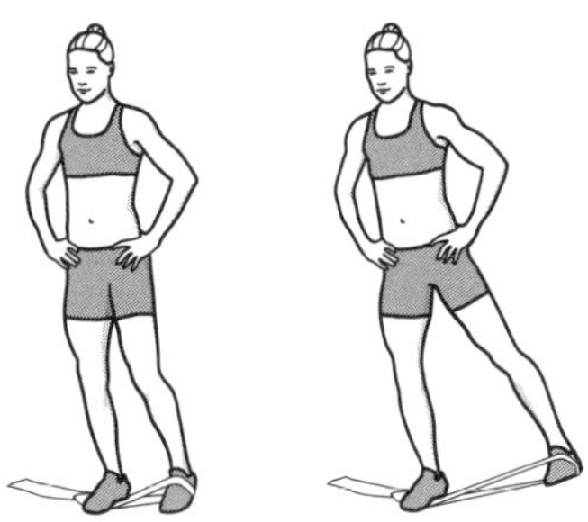

3 Beinabspreizen im Stehen

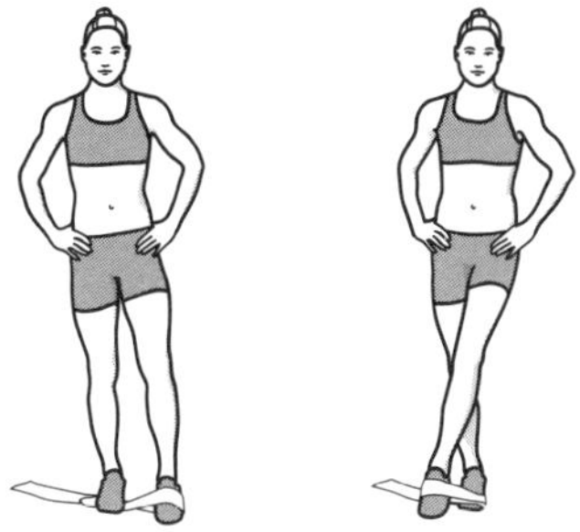

4 Beinpendel im Stehen

31 Straffe Beine 2

Trainingsdauer: 25 Minuten
Benötigte Hilfsmittel: Gymnastikball, Handtuch und Miniband
Trainingsmodus: Satztraining

1 2 3

	Übungen	Wiederholungen/ Belastungszeit	Pause in Sek.	Sätze	Inten- sität	Seite
1	Beincurl mit Gymnastikball	15 Wdh.	20	3	1	124
2	Kniebeugensprung	45 Sek.	20	3	2	113
3	Gleitender Ausfallschritt	10 Wdh. pro Seite	20	3	1	122 f.
4	Gleitender seitlicher Ausfallschritt	10 Wdh. pro Seite	20	3	1	123
5	Beinabspreizen aus der Seitenlage	10 Wdh. pro Seite	20	3	2	125
6	Einbeinige Kniebeuge	10 Wdh. pro Seite	20	3	2	122

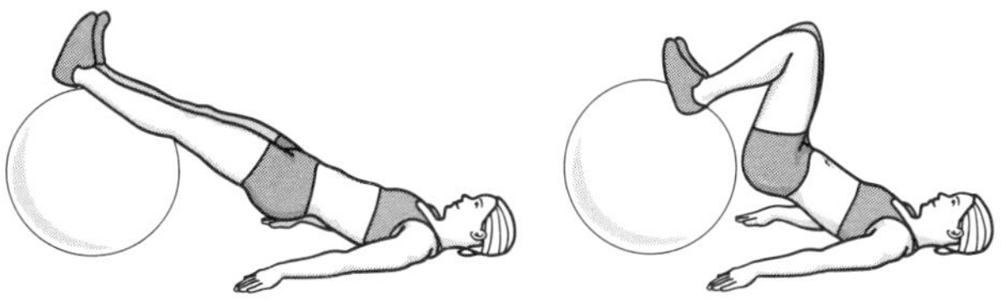

1 Beincurl mit Gymnastikball

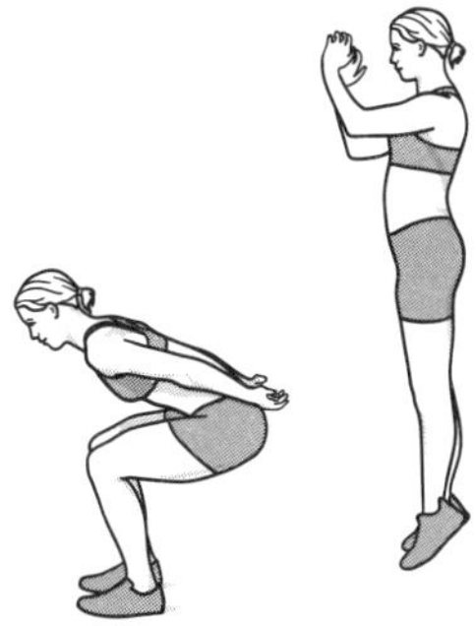

2 Kniebeugensprung

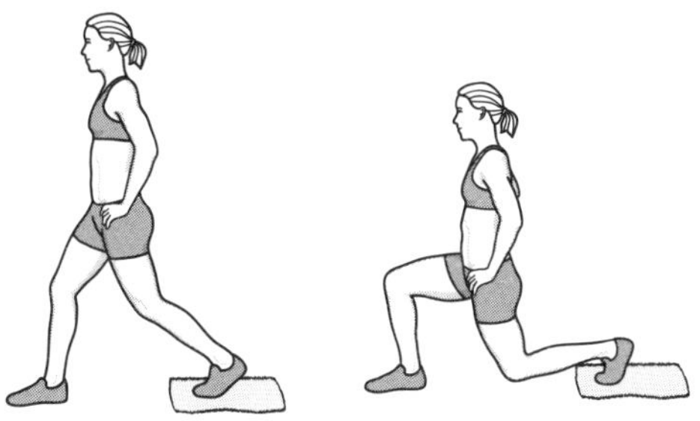

3 Gleitender Ausfallschritt

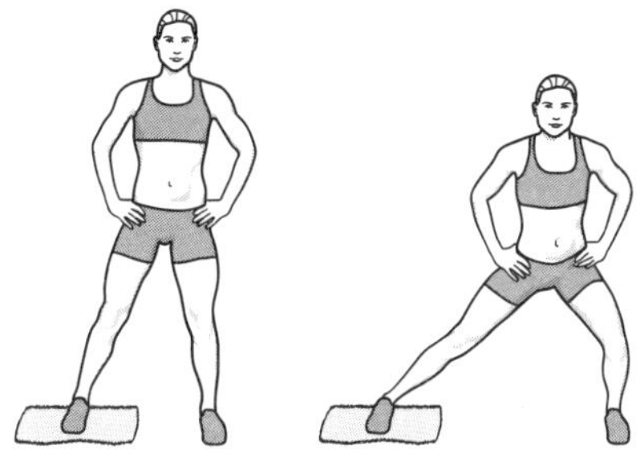

4 Gleitender seitlicher Ausfallschritt

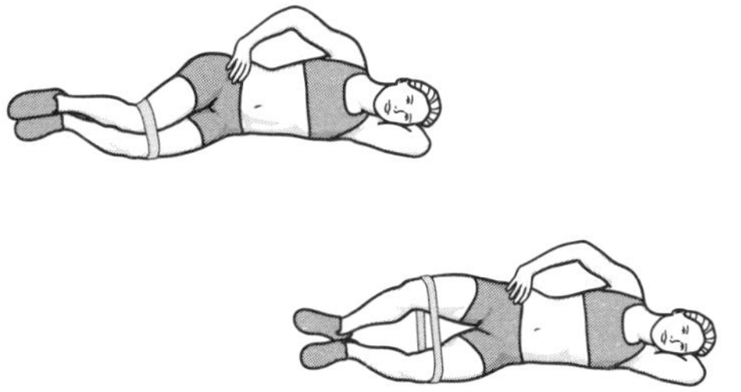

5 Beinabspreizen aus der Seitenlage

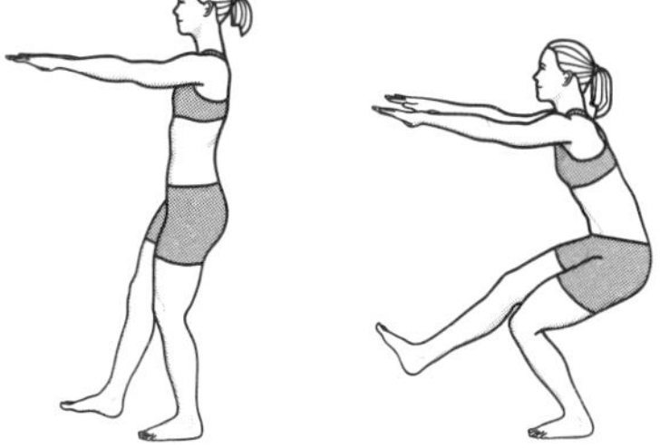

6 Einbeinige Kniebeuge

32 Straffe Beine 3

Trainingsdauer: 25 Minuten
Benötigte Hilfsmittel: Kiste (oder andere Erhöhung) und Gymnastikball
Trainingsmodus: Satztraining

1 **2** 3

	Übungen	Wiederholungen/ Belastungszeit	Pause in Sek.	Sätze	Intensität	Seite
1	Boxsprung	45 Sek.	20	3	2	112
2	Erhöhter Ausfallschritt	15 Wdh. pro Seite	20	3	2	123
3	Kniebeugensprung	45 Sek.	20	3	2	113
4	Beincurl mit Gymnastikball	15 Wdh.	20	3	1	124
5	Seitstütz auf dem Gymnastikball mit Beinanheben	15 Wdh. pro Seite	20	3	1	117
6	Seitliches Springen	45 Sek.	20	3	1	113

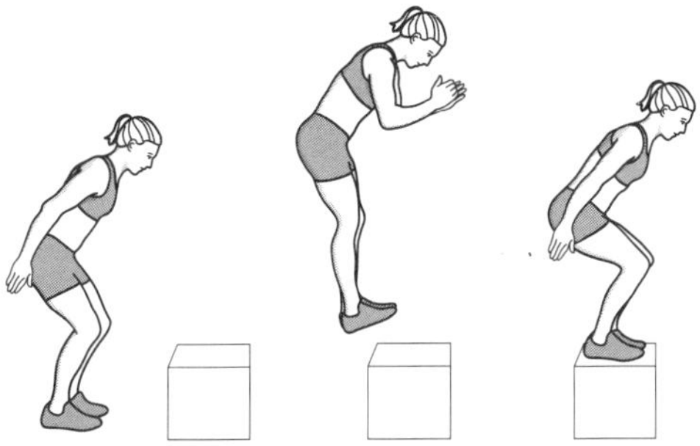

1 Boxsprung

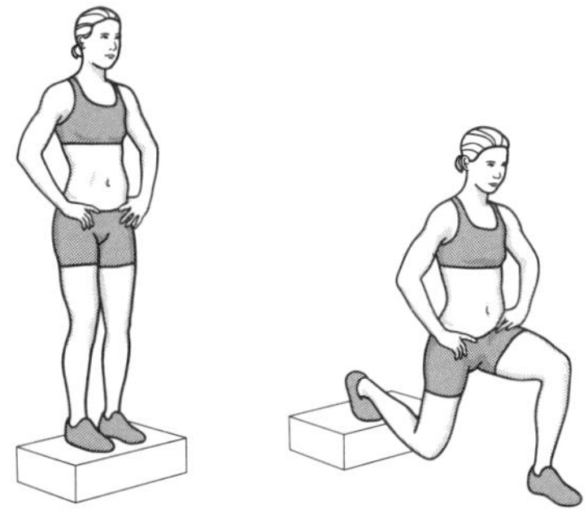

2 Erhöhter Ausfallschritt

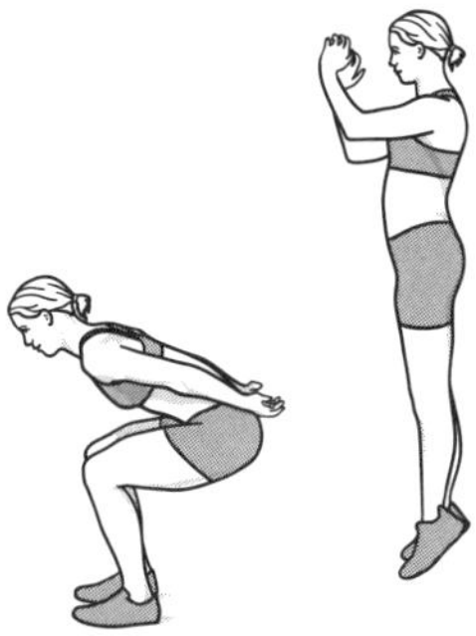

3 Kniebeugensprung

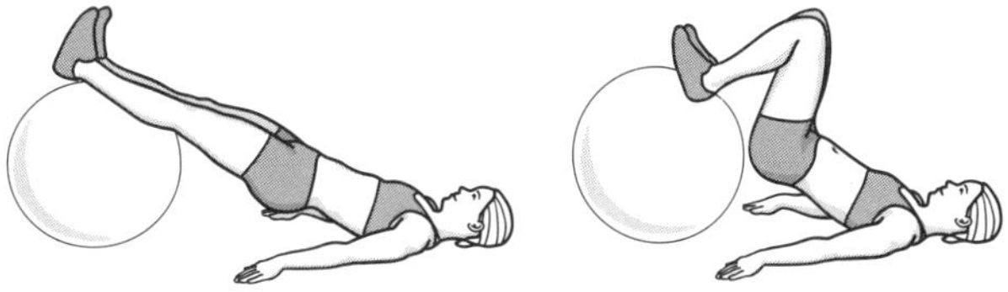

4 Beincurl mit Gymnastikball

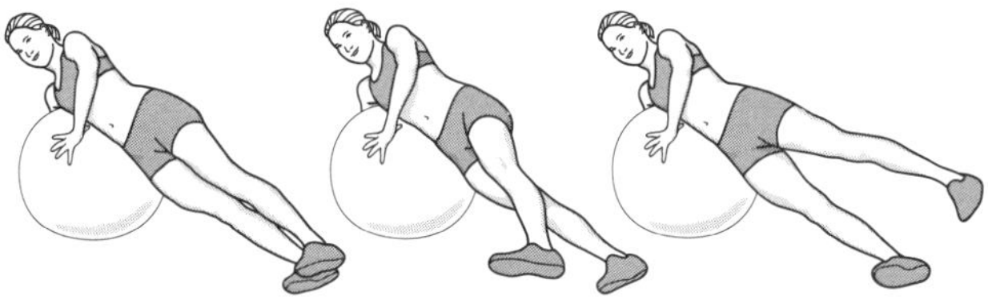

5 Seitstütz auf dem Gymnastikball mit Beinanheben

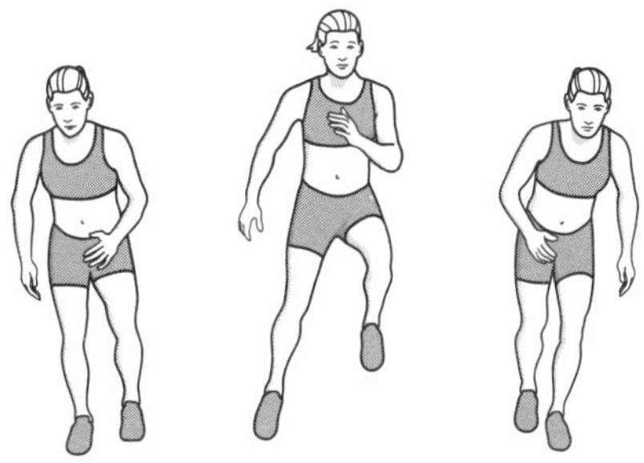

6 Seitliches Springen

33 Straffe Beine 4

Trainingsdauer: 40 Minuten
Benötigte Hilfsmittel: kleiner Ball, Kiste (oder andere Erhöhung), Handtuch und Gymnastikband
Trainingsmodus: Satztraining

1 2 **3**

	Übungen	Wiederholungen/ Belastungszeit	Pause in Sek.	Sätze	Inten-sität	Seite
1	Kniebeuge mit Ball	20 Wdh.	20	3	1	122
2	Erhöhter Ausfallschritt	15 Wdh. pro Seite	20	3	2	123
3	Gleitender seitlicher Ausfallschritt	15 Wdh. pro Seite	20	3	2	123
4	Einbeinige Kniebeuge	15 Wdh. pro Seite	20	3	3	122
5	Seitstütz mit Beinanheben	15 Wdh. pro Seite	20	3	3	117
6	Beinpendel im Stehen	15 Wdh. pro Seite	20	3	1	125
7	Kniebeugensprung	60 Sek.	20	3	3	113
8	Burpee	60 Sek.	20	3	3	113

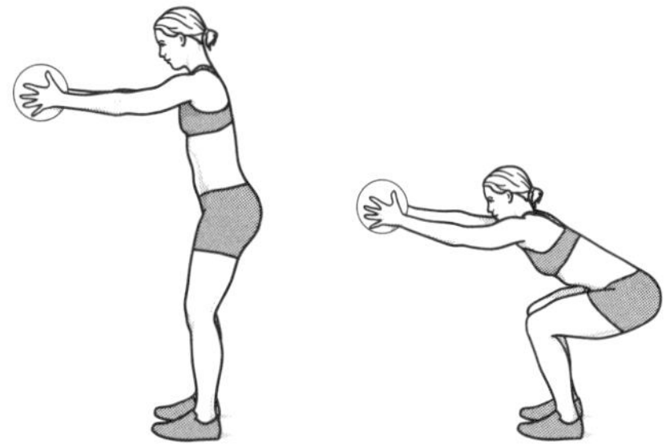

1 Kniebeuge mit Ball

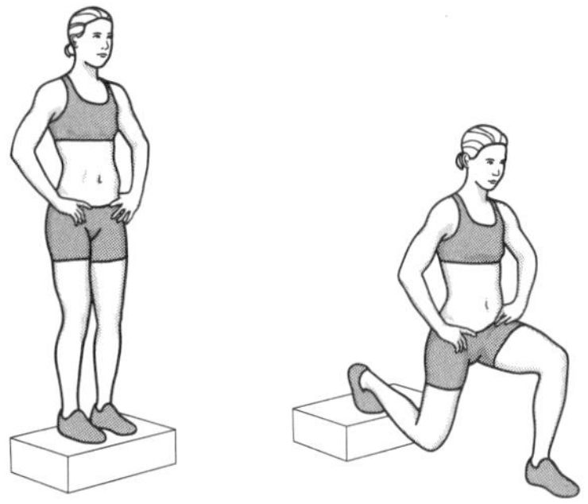

2 Erhöhter Ausfallschritt

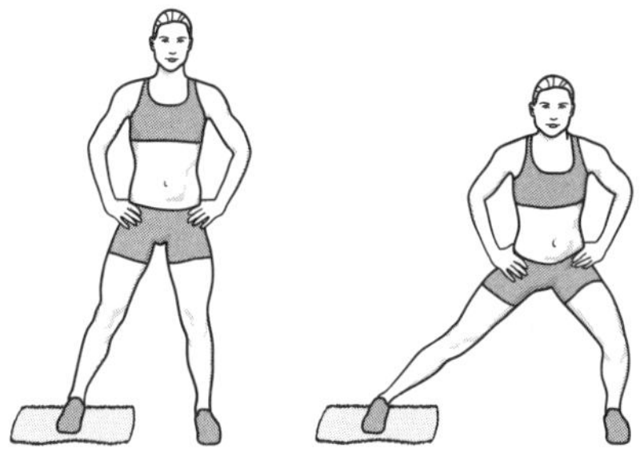

3 Gleitender seitlicher Ausfallschritt

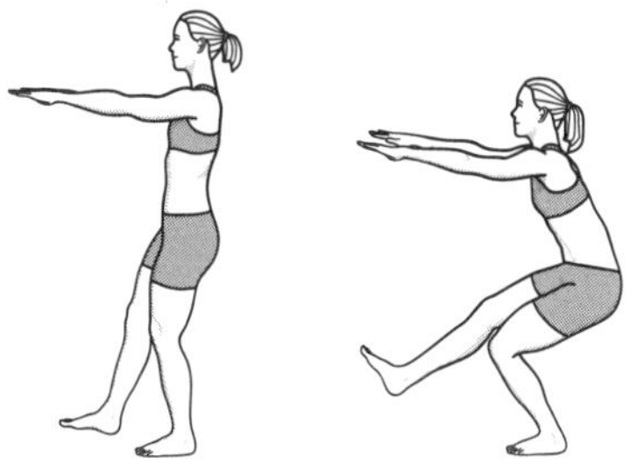

4 Einbeinige Kniebeuge

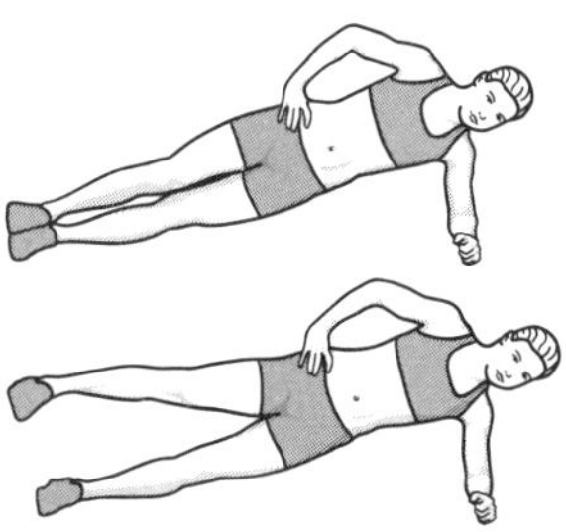

5 Seitstütz mit Beinanheben

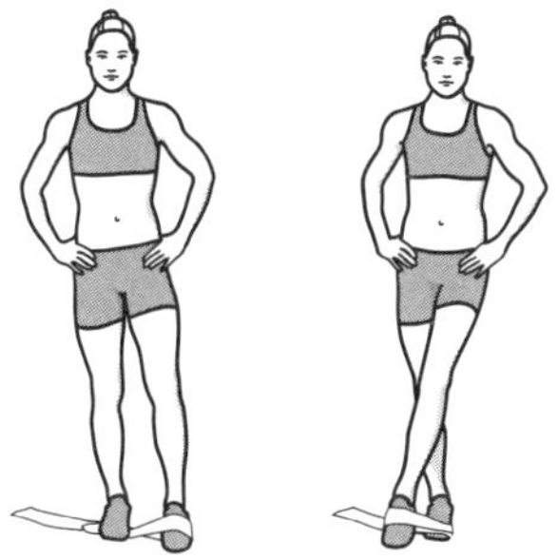

6 Beinpendel im Stehen

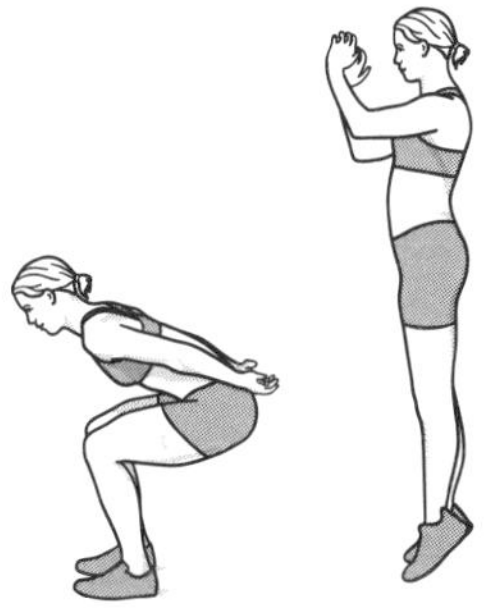

7 Kniebeugensprung

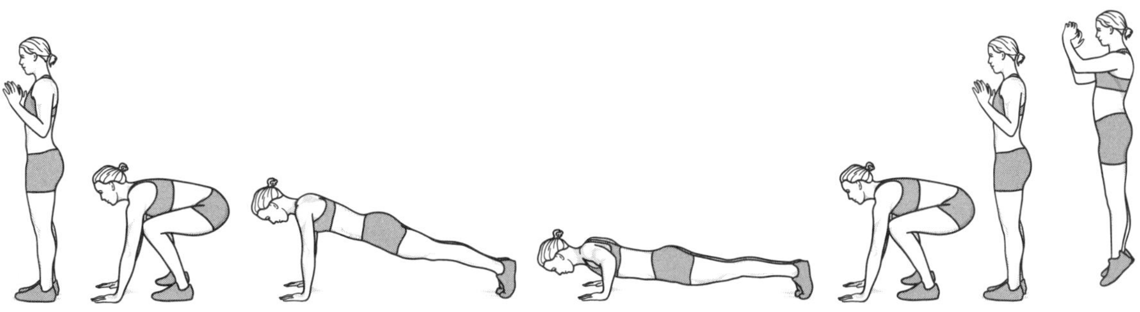

8 Burpee

34 Knackiger Po 1

Trainingsdauer: 12–20 Minuten
Benötigte Hilfsmittel: Gymnastikball und Miniband
Trainingsmodus: 2 Sätze, Trainingserfahrene: 3 Sätze

1 2 3

	Übungen	Wiederholungen/ Belastungszeit	Pause in Sek.	Sätze	Intensität	Seite
1	Ausfallschritt	15 Wdh. pro Seite	20	2–3	1	122
2	Beincurl mit Gymnastikball	15 Wdh.	20	2–3	2	124
3	Beinabspreizen aus der Seitenlage	15 Wdh. pro Seite	20	2–3	1	125
4	Beckenheben	15 Wdh.	20	2–3	1	123

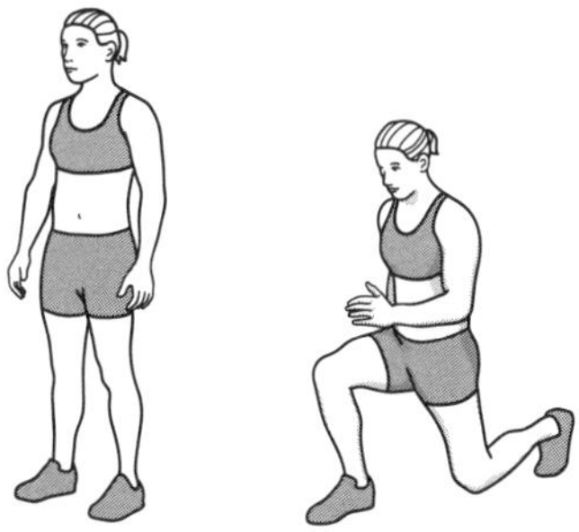

1 Ausfallschritt

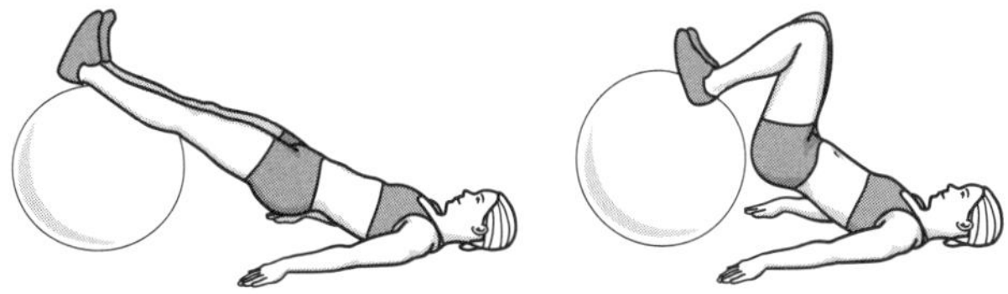

2 Beincurl mit Gymnastikball

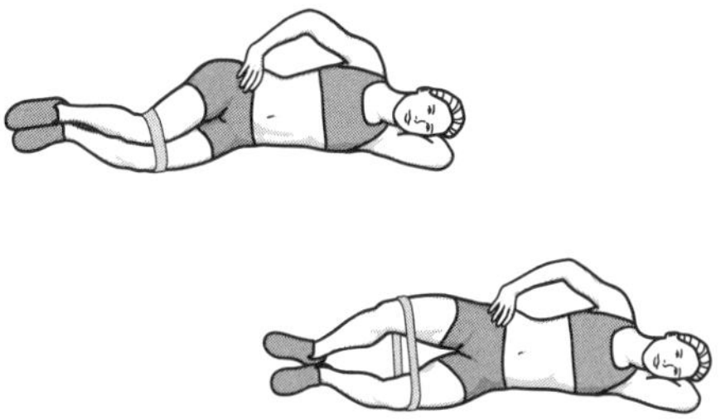

3 Beinabspreizen aus der Seitenlage

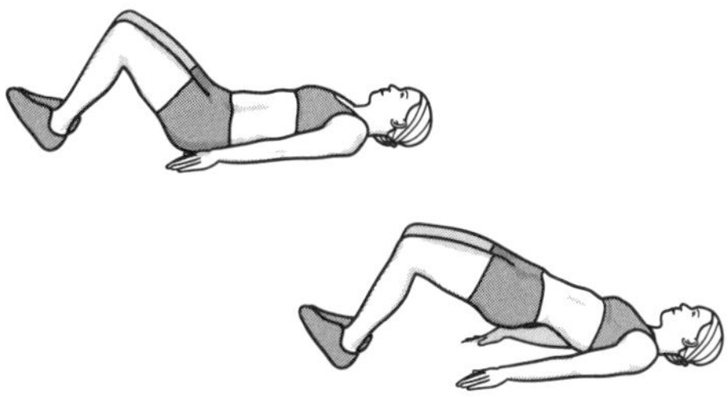

4 Beckenheben

35 Knackiger Po 2

Trainingsdauer: 15–20 Minuten
Benötigte Hilfsmittel: Gymnastikband
Trainingsmodus: Zirkeltraining, Einsteiger: 2 Runden, Trainingserfahrene: 3 Runden

1 2 3

	Übungen	Wiederholungen/ Belastungszeit	Pause in Sek.	Intensität	Seite
1	Kniebeugensprung	15 Wdh.	20	1	113
2	Einbeiniges Beckenheben	45 Sek. pro Seite	20	2	124
3	Gesprungener Ausfallschritt	45 Sek.	20	1	112
4	Beinabspreizen im Stehen	45 Sek. pro Seite	20	1	126

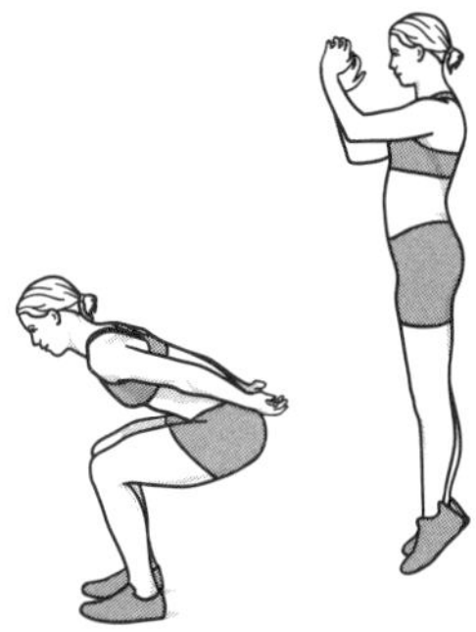

1 Kniebeugensprung

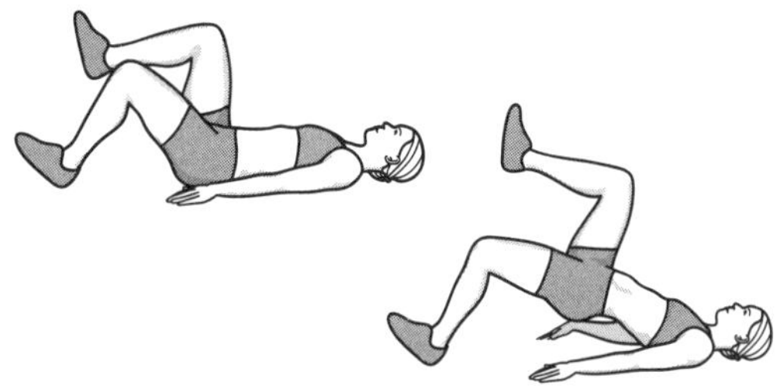

2 Einbeiniges Beckenheben

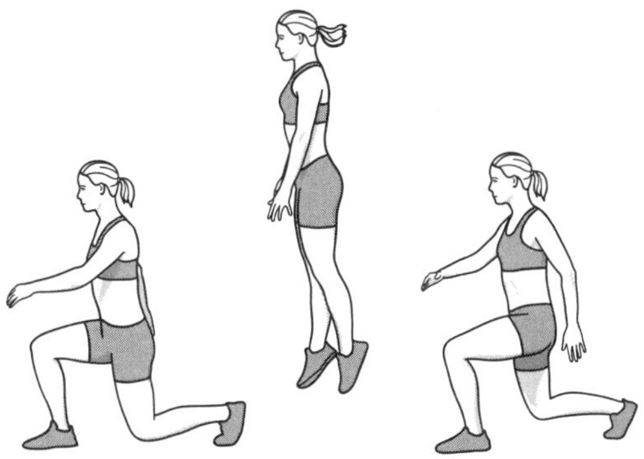

3 Gesprungener Ausfallschritt

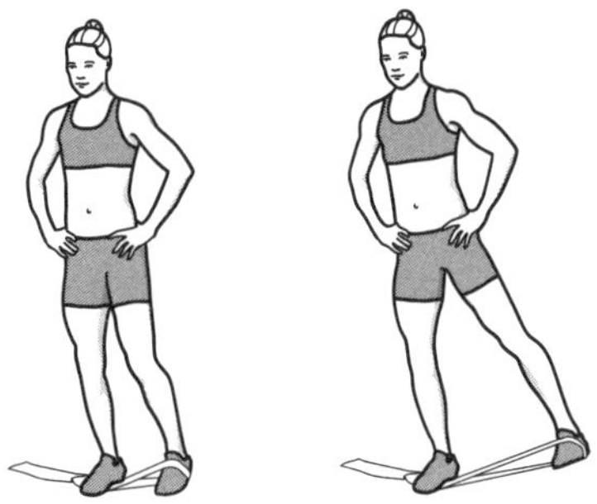

4 Beinabspreizen im Stehen

36 Knackiger Po 3

Trainingsdauer: 35 Minuten
Benötigte Hilfsmittel: Handtuch und Gymnastikball
Trainingsmodus: Satztraining

1 2 3

	Übungen	Wiederholungen/ Belastungszeit	Pause in Sek.	Sätze	Intensität	Seite
1	Seitliches Springen	45 Sek.	20	3	1	113
2	Gleitender Ausfallschritt	15 Wdh. pro Seite	20	3	2	122 f.
3	Paddeln in der Bauchlage	45 Sek.	20	3	1	114
4	Beckenheben	15 Wdh.	20	3	1	123
5	Kniebeugensprung	45 Sek.	20	3	2	113
6	Umgedrehte Planke mit Gymnastikball	45 Sek.	20	3	1	124

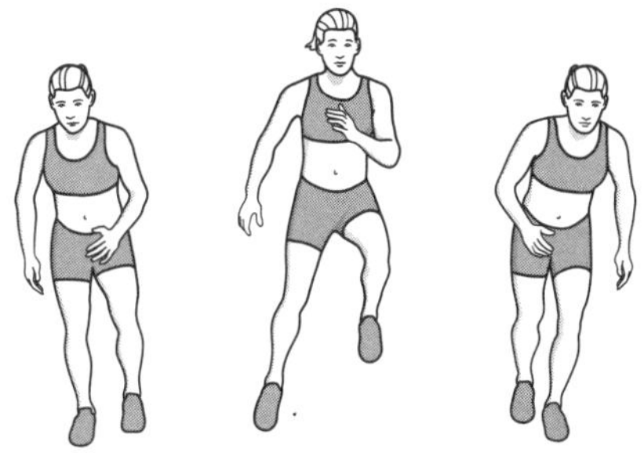

1 Seitliches Springen

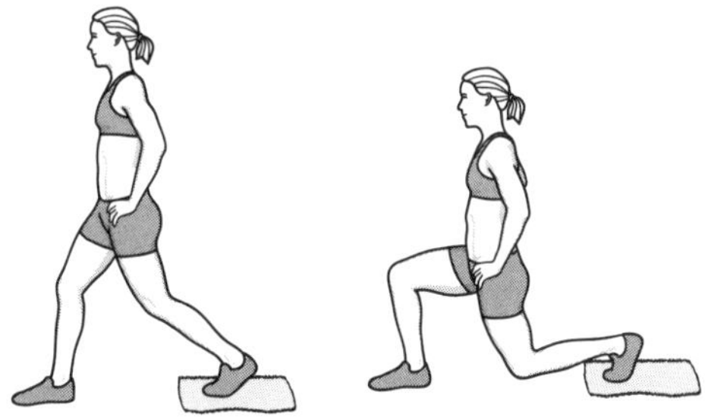

2 Gleitender Ausfallschritt

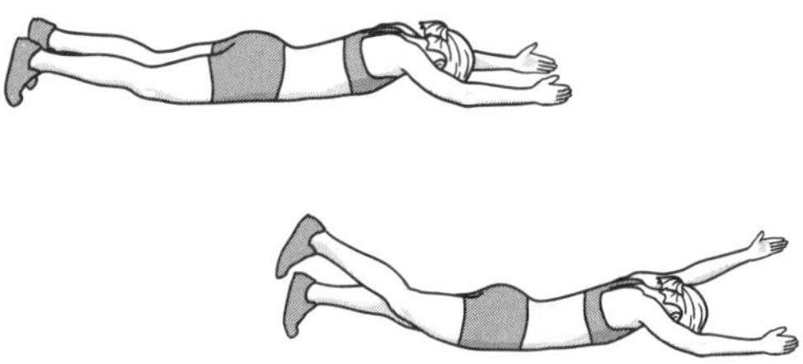

3 Paddeln in der Bauchlage

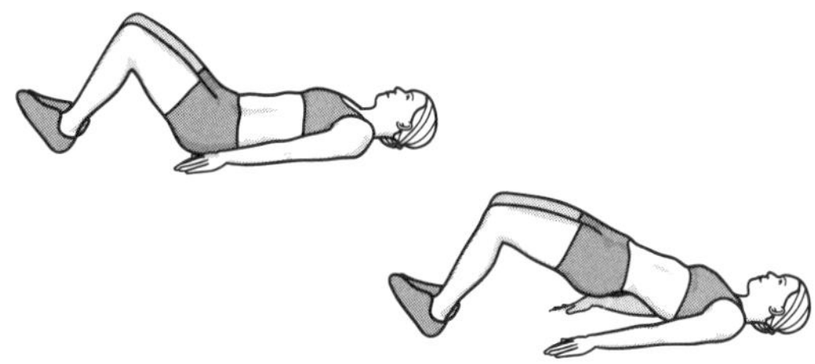

4 Beckenheben

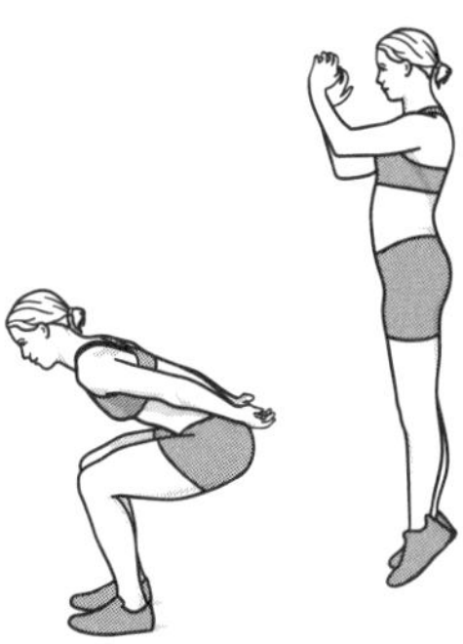

5 Kniebeugensprung

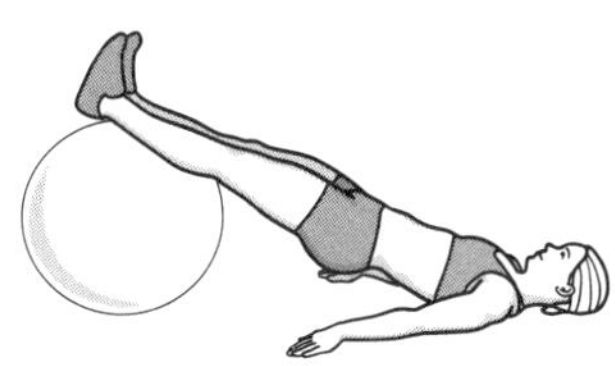

6 Umgedrehte Planke mit Gymnastikball

37 Knackiger Po 4

Trainingsdauer: 40 Minuten
Benötigte Hilfsmittel: Gymnastikball und Kiste (oder andere Erhöhung)
Trainingsmodus: Satztraining

1 2 **3**

	Übungen	Wiederholungen/ Belastungszeit	Pause in Sek.	Sätze	Inten-sität	Seite
1	Gesprungener Ausfall-schritt	60 Sek.	20	3	1	112
2	Beincurl mit Gymnastikball	15 Wdh.	20	3	2	124
3	Einbeinige Kniebeuge	15 Wdh. pro Seite	20	3	2	122
4	Einbeiniger Beincurl mit Gymnastikball	15 Wdh. pro Seite	20	3	3	124
5	Boxsprung	60 Sek.	20	3	2	112
6	Seitstütz mit Beinanheben	15 Wdh. pro Seite	20	3	3	117

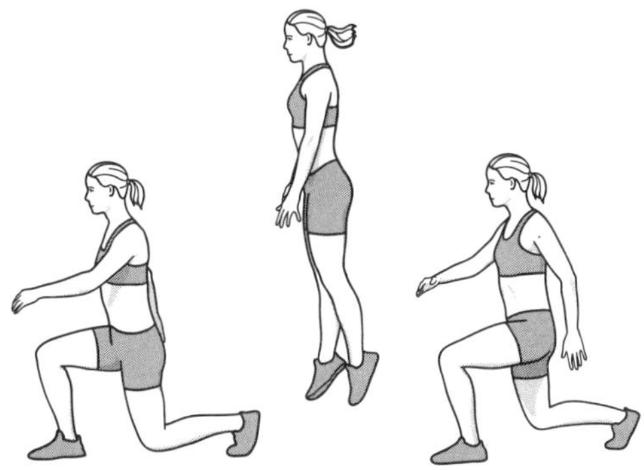

1 Gesprungener Ausfallschritt

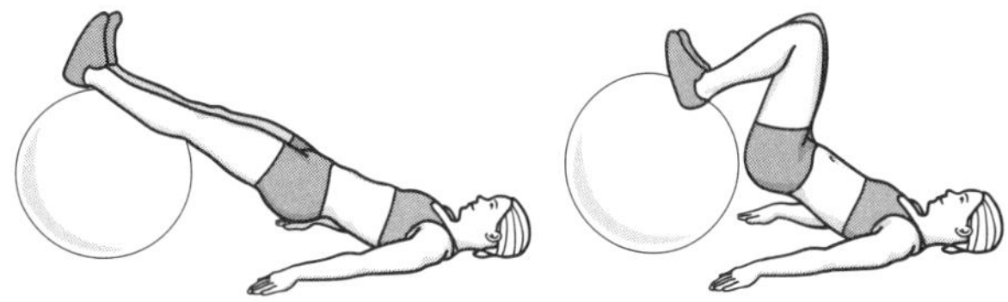

2 Beincurl mit Gymnastikball

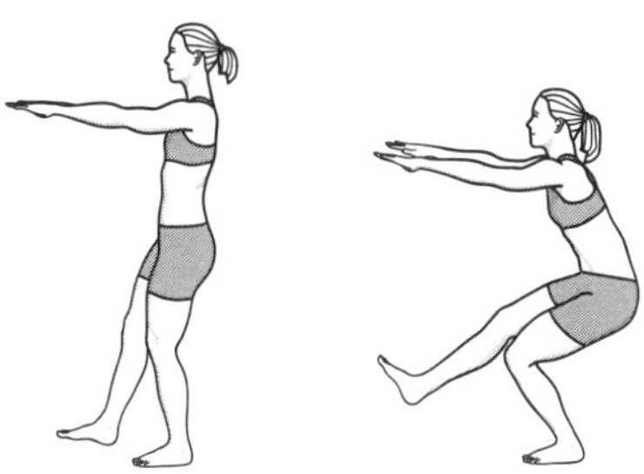

3 Einbeinige Kniebeuge

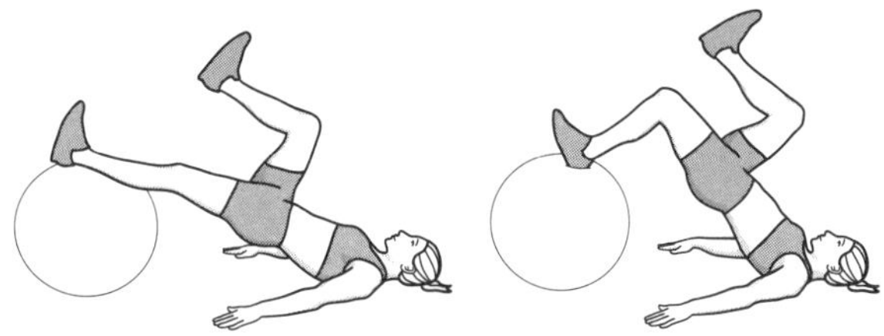

4 Einbeiniger Beincurl mit Gymnastikball

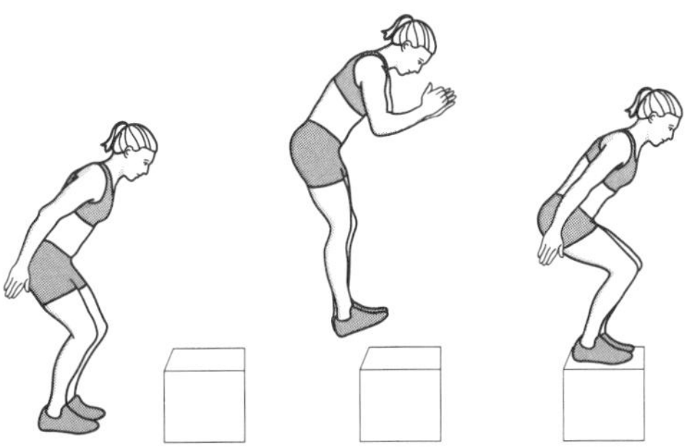

5 Boxsprung

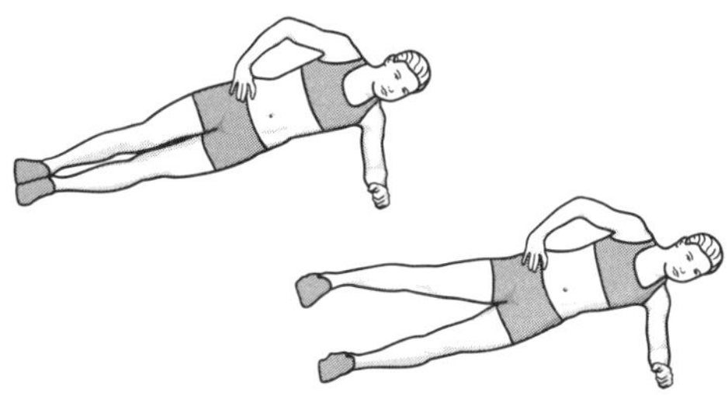

6 Seitstütz mit Beinanheben

38 Cardio Push-up 1

Trainingsdauer: 12–25 Minuten, bei Schwierigkeitsgrad 1 je Übung 30 Sekunden, bei Schwierigkeitsgrad 2 je Übung 45 Sekunden, bei Schwierigkeitsgrad 3 je Übung 60 Sekunden
Trainingsmodus: Zirkeltraining, 3 Runden

1 2 3

	Übungen	Wiederholungen/Belastungszeit	Pause in Sek.	Intensität	Seite
1	Hampelmann	30, 45 oder 60 Sek.	30	1	112
2	Bergsteiger	30, 45 oder 60 Sek.	30	1	114
3	Seitliches Springen	30, 45 oder 60 Sek.	30	1	113
4	Gesprungener Ausfallschritt	30, 45 oder 60 Sek.	30	1	112

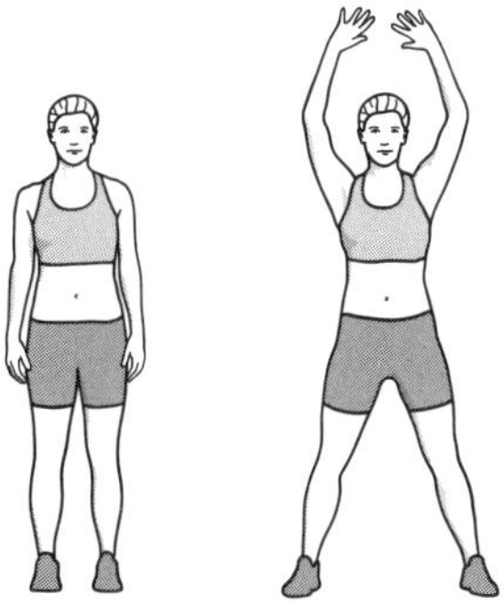

1 Hampelmann

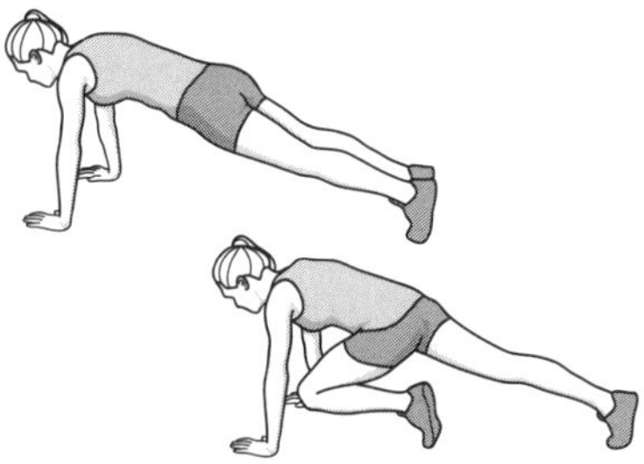

2 Bergsteiger

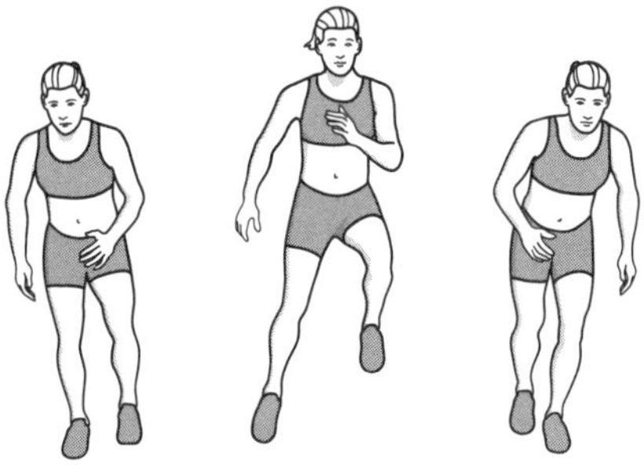

3 Seitliches Springen

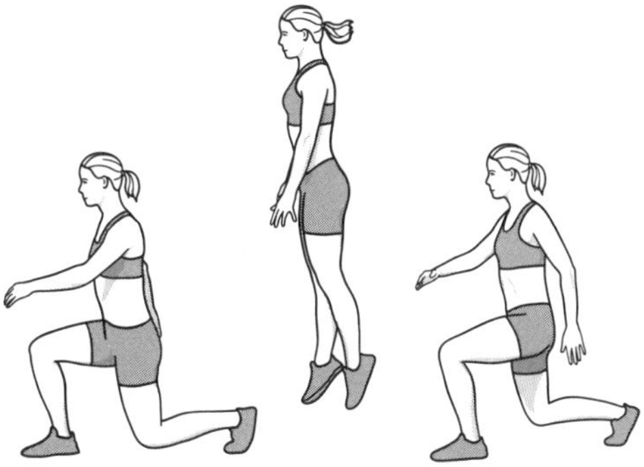

4 Gesprungener Ausfallschritt

39 Cardio Push-up 2

Trainingsdauer: 40 Minuten
Benötigte Hilfsmittel: Kiste (oder andere Erhöhung)
Trainingsmodus: Zirkeltraining, 3 Runden

1 2 **3**

	Übungen	Wiederholungen/ Belastungszeit	Pause in Sek.	Inten-sität	Seite
1	Boxsprung	45 Sek.	30	2	112
2	Burpee	45 Sek.	30	3	113
3	Paddeln in der Bauchlage	45 Sek.	30	1	114
4	Bergsteiger	45 Sek.	30	1	114
5	Kniebeugensprung	45 Sek.	30	2	113
6	Käfer	45 Sek.	30	2	118 f.

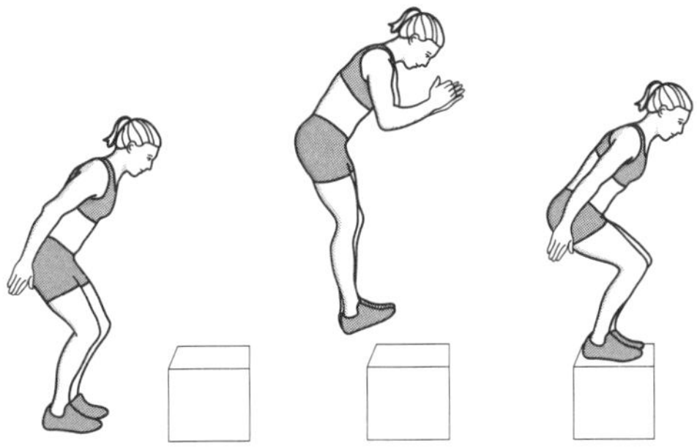

1 Boxsprung

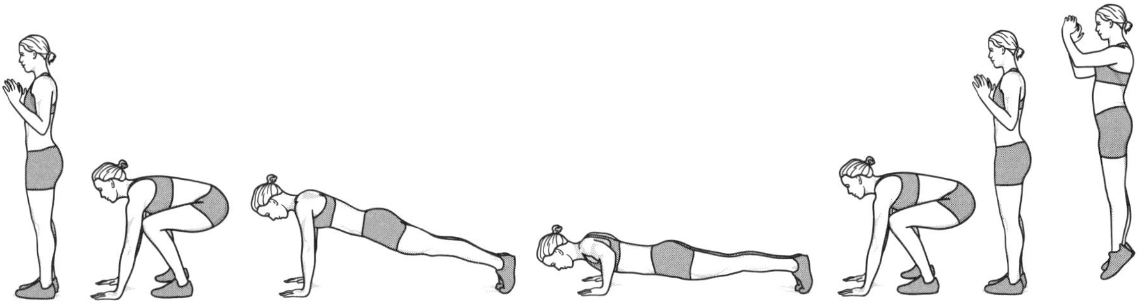

2 Burpee

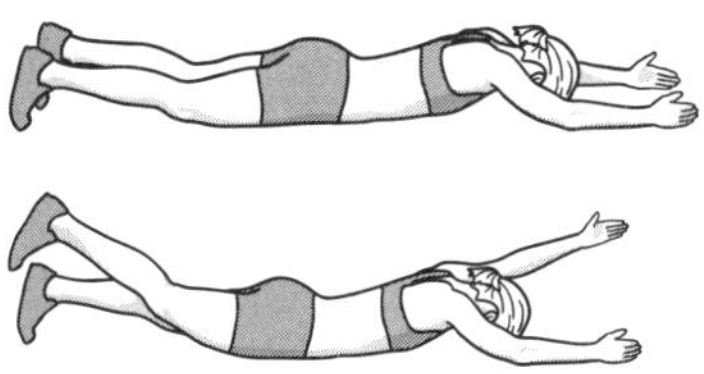

3 Paddeln in der Bauchlage

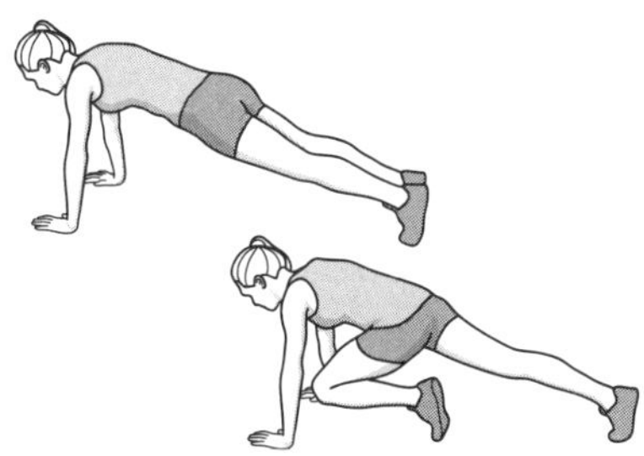

4 Bergsteiger

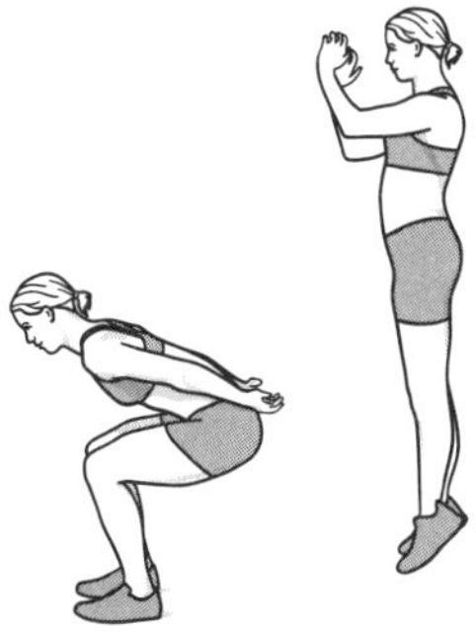

5 Kniebeugensprung

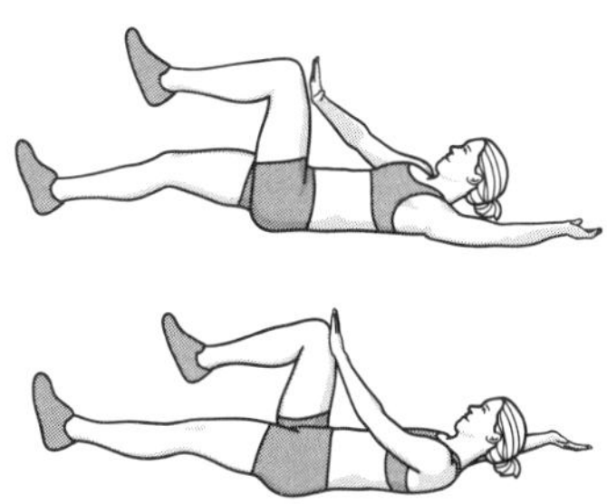

6 Käfer

40 Cardio Push-up 3

Trainingsdauer: 40 Minuten
Benötigte Hilfsmittel: Kiste (oder andere Erhöhung)
Trainingsmodus: Zirkeltraining, 3 Runden

1 2 **3**

	Übungen	Wiederholungen/ Belastungszeit	Pause in Sek.	Inten-sität	Seite
1	Hampelmann	45 Sek.	30	1	112
2	Boxsprung	45 Sek.	30	2	112
3	Burpee	45 Sek.	30	3	113
4	Seitliches Springen	45 Sek.	30	1	113
5	Burpee	45 Sek.	30	3	113
6	Boxsprung	45 Sek.	30	2	112
7	Hampelmann	45 Sek.	30	1	112

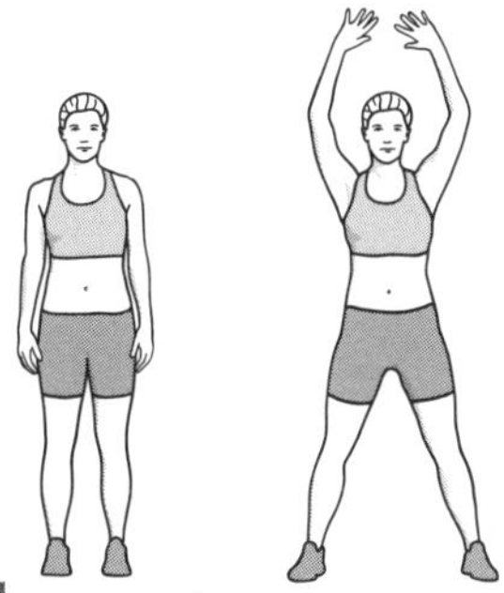

1 Hampelmann

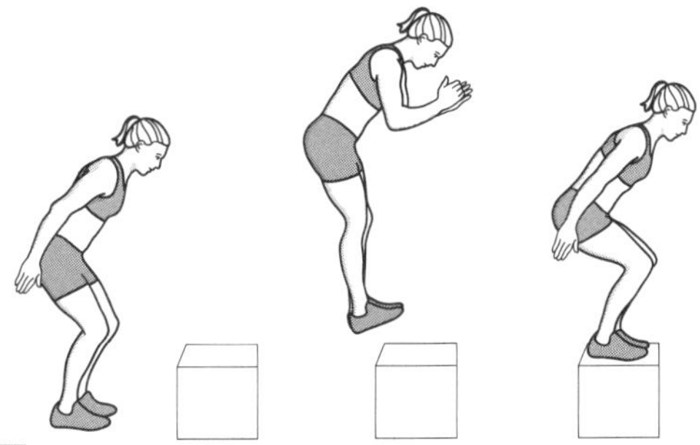

2 Boxsprung

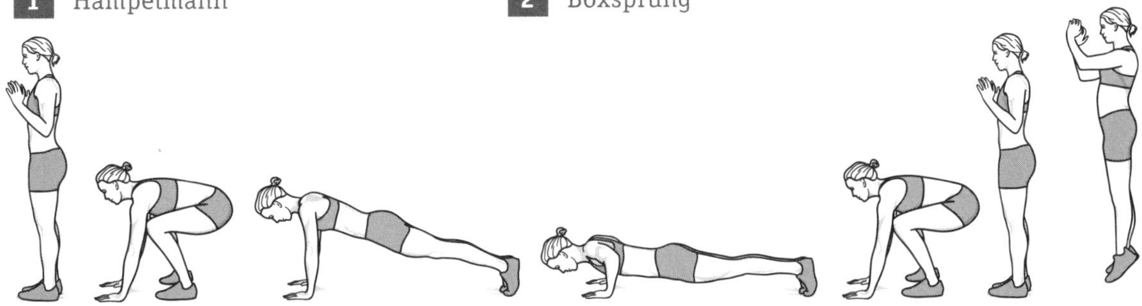

3 Burpee

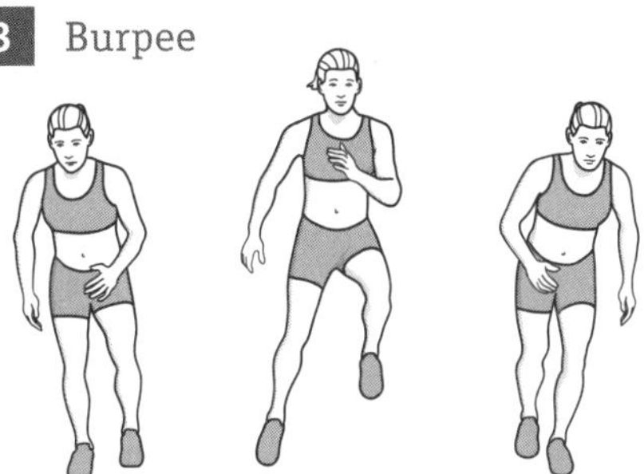

4 Seitliches Springen

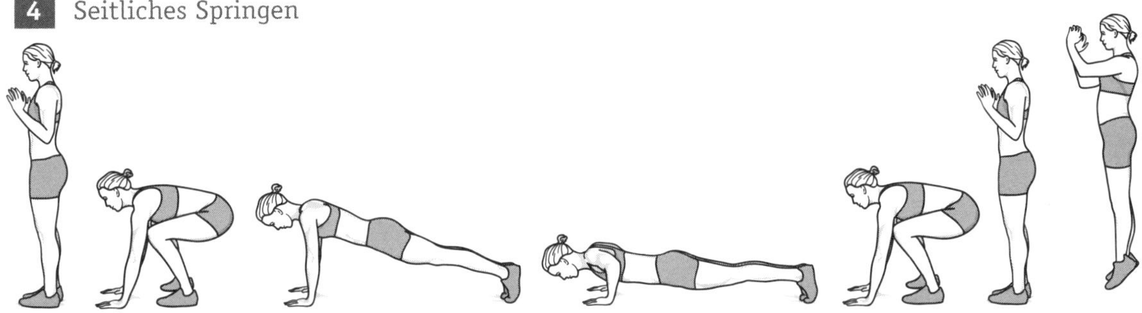

5 Burpee

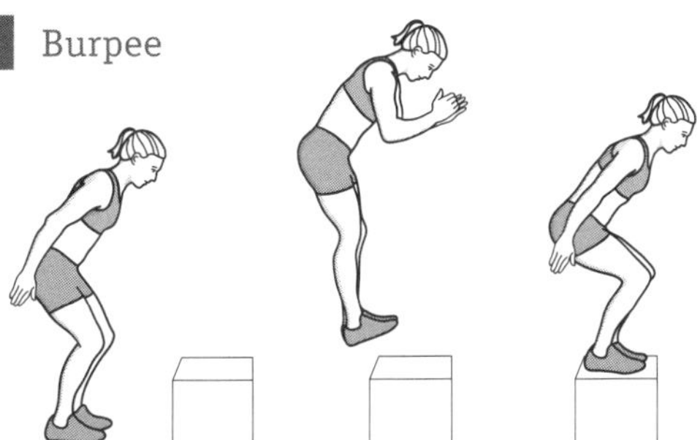

6 Boxsprung

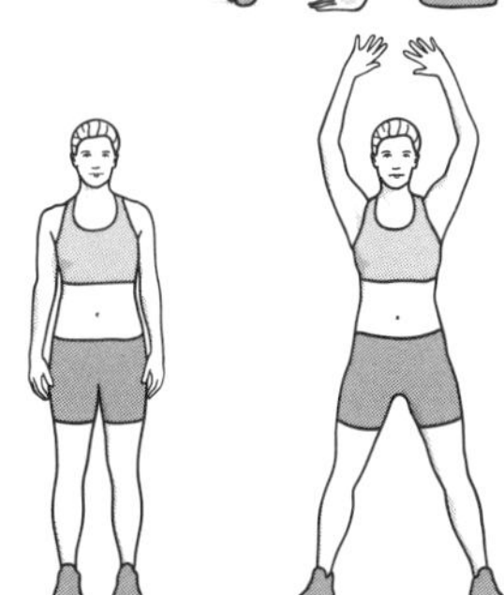

7 Hampelmann

41 Quick fit 1

Trainingsdauer: 15 Minuten
Benötigte Hilfsmittel: kleiner Ball
Trainingsmodus: Zirkeltraining, 4 Runden

1 2 3

	Übungen	Wiederholungen/ Belastungszeit	Pause in Sek.	Intensität	Seite
1	Liegestütz mit abgelegten Knien	15 Wdh.	20	1	114
2	Crunch	15 Wdh.	20	1	118
3	Kniebeuge mit Ball	15 Wdh.	20	1	122

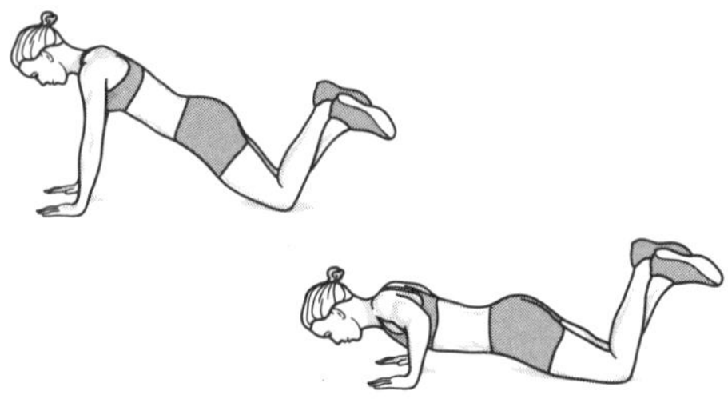

1 Liegestütz mit abgelegten Knien

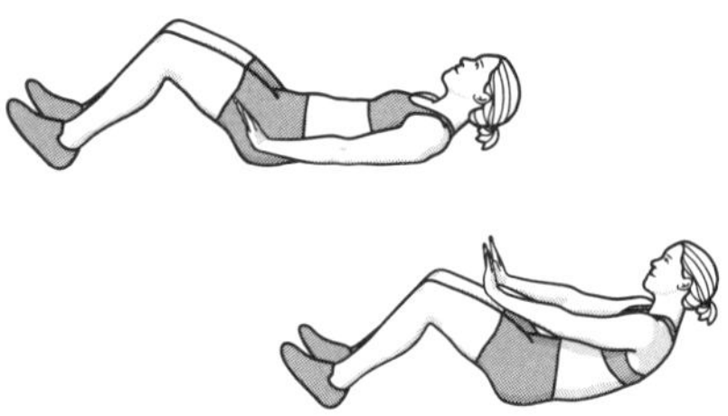

2 Crunch

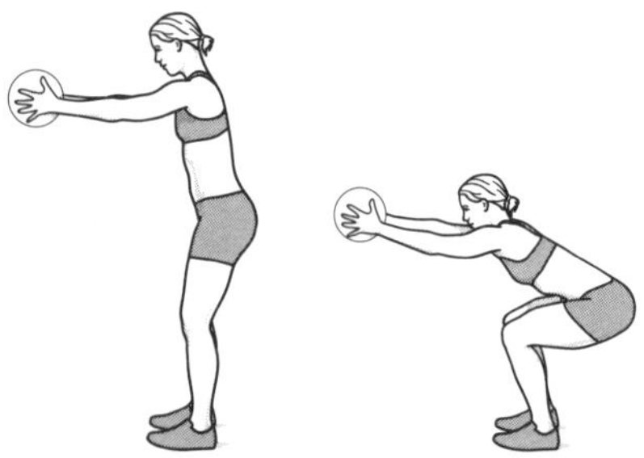

3 Kniebeuge mit Ball

42 Quick fit 2

Trainingsdauer: 15 Minuten
Benötigte Hilfsmittel: Gymnastikball
Trainingsmodus: Zirkeltraining, 4 Runden

1 **2** 3

	Übungen	Wiederholungen/ Belastungszeit	Pause in Sek.	Intensität	Seite
1	Käfer	15 Wdh.	20	1	118 f.
2	Einbeiniger Beincurl mit Gymnastikball	15 Wdh. pro Seite	20	2	124
3	Unterarmstütz	45 Sek.	20	1	116

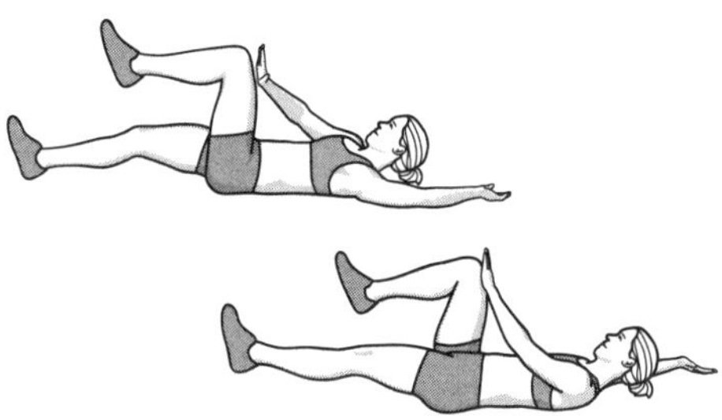

1 Käfer

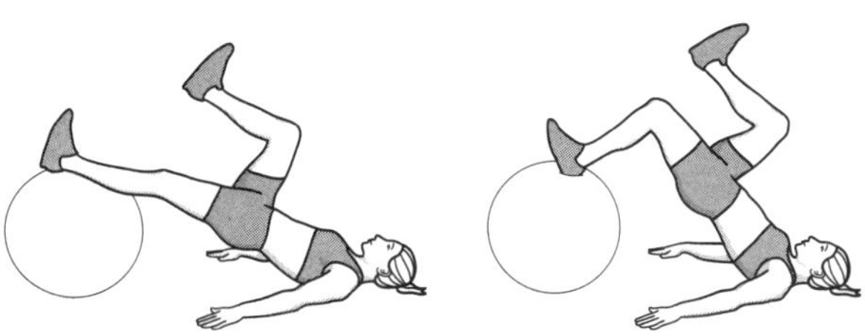

2 Einbeiniger Beincurl mit Gymnastikball

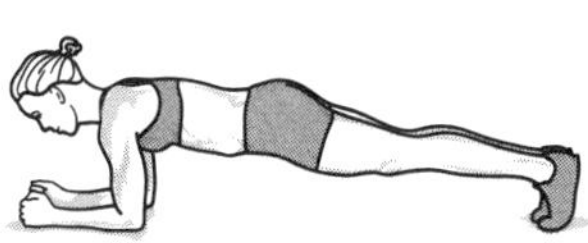

3 Unterarmstütz

43 Quick fit 3

Trainingsdauer: 15 Minuten
Benötigte Hilfsmittel: Kiste (oder andere Erhöhung)
Trainingsmodus: Zirkeltraining, 4 Runden

	Übungen	Wiederholungen/ Belastungszeit	Pause in Sek.	Intensität	Seite
1	Burpee	60 Sek.	30	3	113
2	Tabata Sit-up	15 Wdh.	30	3	119
3	Erhöhter Ausfallschritt	15 Wdh. pro Seite	30	2	123

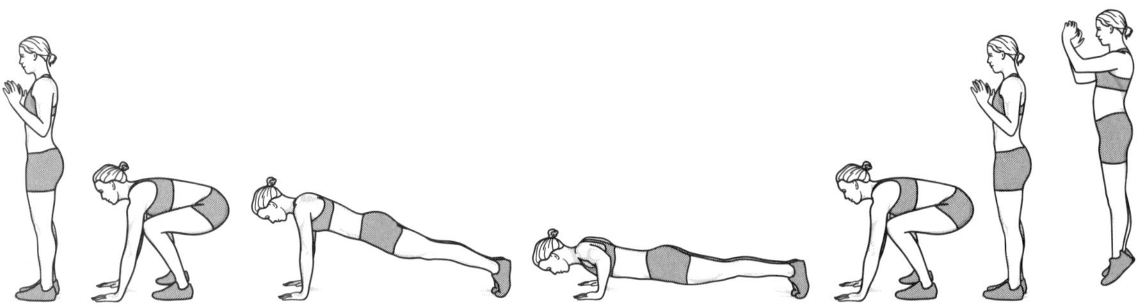

1 Burpee

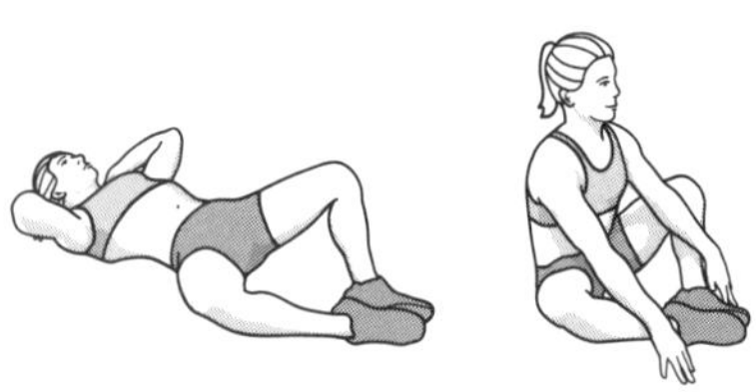

2 Tabata Sit-up

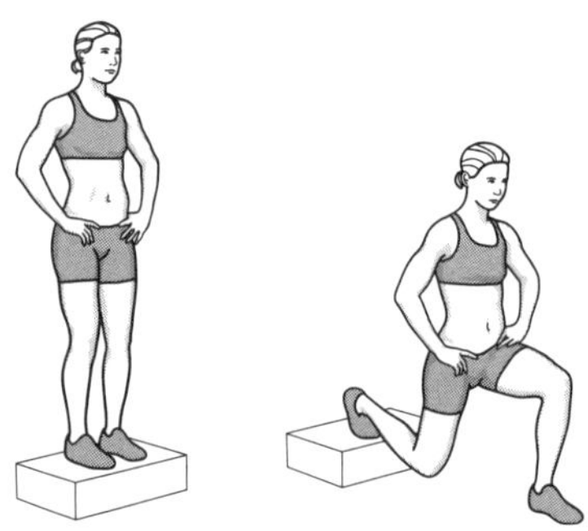

3 Erhöhter Ausfallschritt

44 Quick fit 4

Trainingsdauer: 20 Minuten
Benötigte Hilfsmittel: Miniband
Trainingsmodus: Satztraining

	Übungen	Wiederholungen/ Belastungszeit	Pause in Sek.	Sätze	Intensität	Seite
1	Crunch	15 Wdh.	20	3	1	118
2	Seitstütz mit angewinkelten Knien	45 Sek. pro Seite	20	3	1	116
3	Beinabspreizen aus der Seitenlage	15 Wdh. pro Seite	20	3	1	125
4	Kniebeugensprung	45 Sek.	20	3	1	113

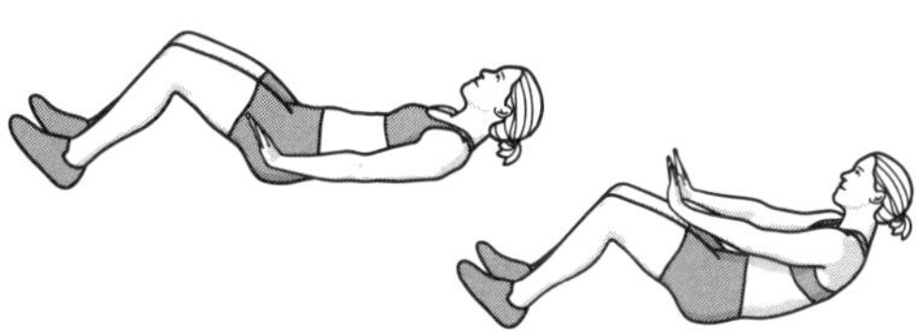

1 Crunch

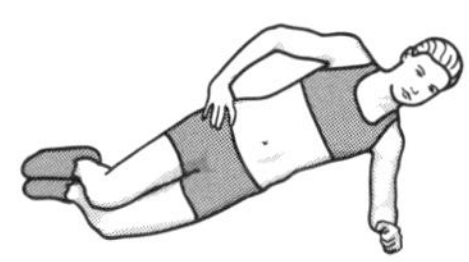

2 Seitstütz mit angewinkelten Knien

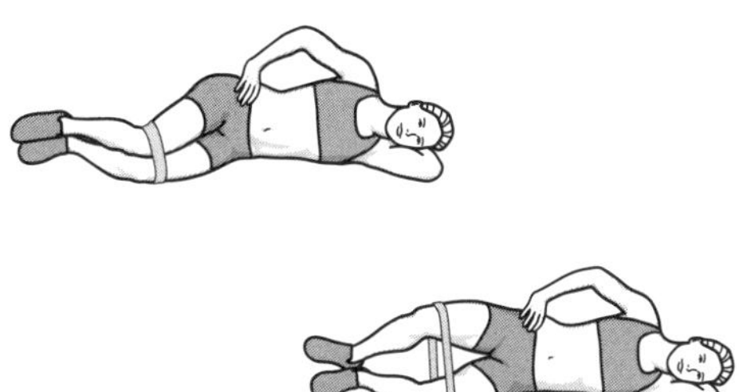

3 Beinabspreizen aus der Seitenlage

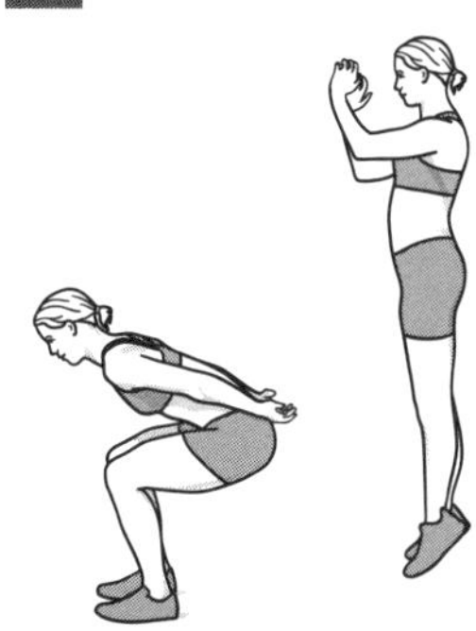

4 Kniebeugensprung

45 Quick fit 5

Trainingsdauer: 20 Minuten
Benötigte Hilfsmittel: Handtuch
Trainingsmodus: Satztraining

1 **2** 3

	Übungen	Wiederholungen/ Belastungszeit	Pause in Sek.	Sätze	Intensität	Seite
1	Kniebeugensprung	45 Sek.	20	3	2	113
2	Gestrecktes Beinsenken	10 Wdh.	20	3	3	120
3	Gedrehter Seitstütz	15 Wdh. pro Seite	20	3	2	117
4	Gleitender seitlicher Ausfallschritt	15 Wdh. pro Seite	20	3	2	120 f.

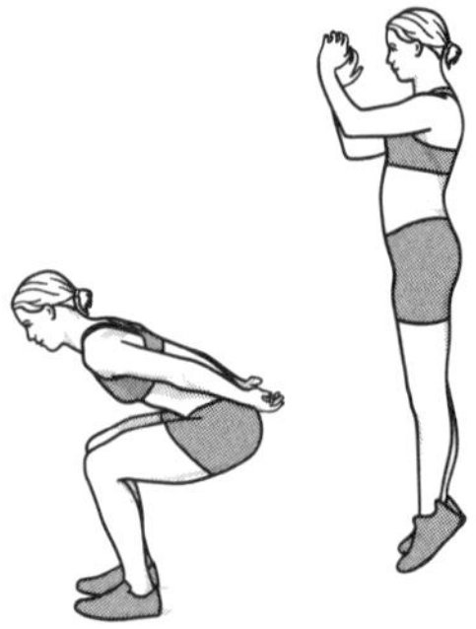

1 Kniebeugensprung

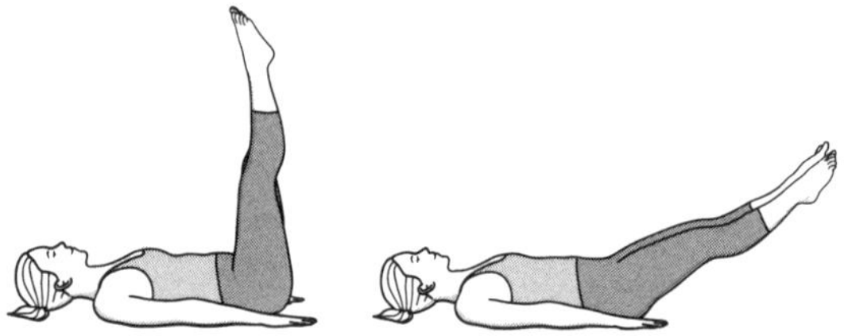

2 Gestrecktes Beinsenken

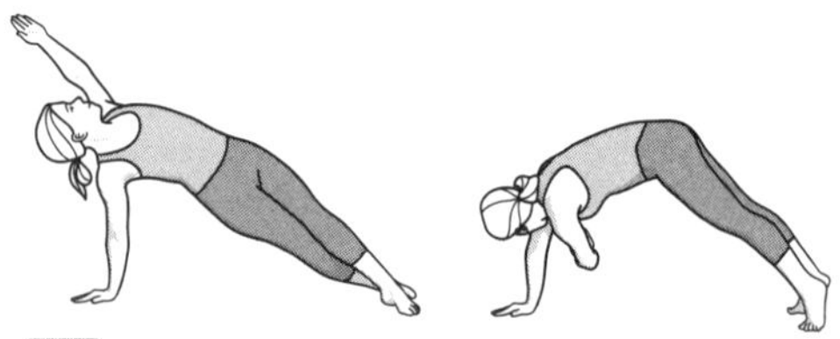

3 Gedrehter Seitstütz

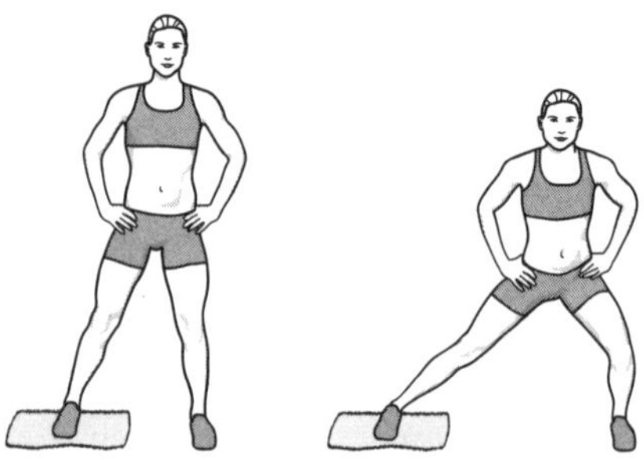

4 Gleitender seitlicher Ausfallschritt

46 Quick fit 6

Trainingsdauer: 20 Minuten
Trainingsmodus: Satztraining

1 **2** 3

	Übungen	Wiederholungen/ Belastungszeit	Pause in Sek.	Sätze	Inten-sität	Seite
1	Liegestütz	10 Wdh.	20	3	3	114
2	Dynamischer Seitstütz	15 Wdh. pro Seite	20	3	2	116
3	Klappmesser	10 Wdh.	20	3	3	120
4	Einbeiniges Beckenheben	15 Wdh. pro Seite	20	3	2	124

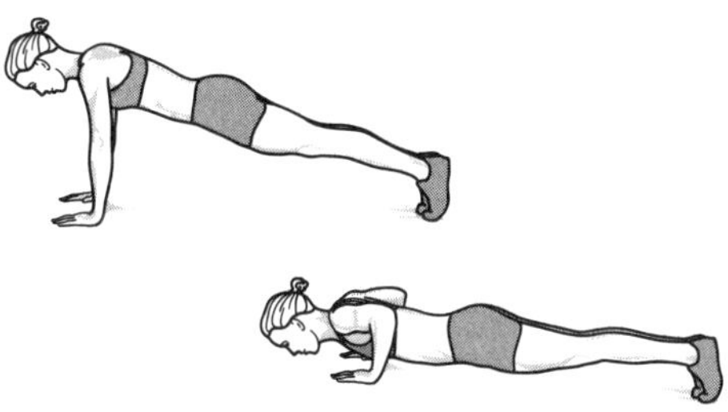

1 Liegestütz

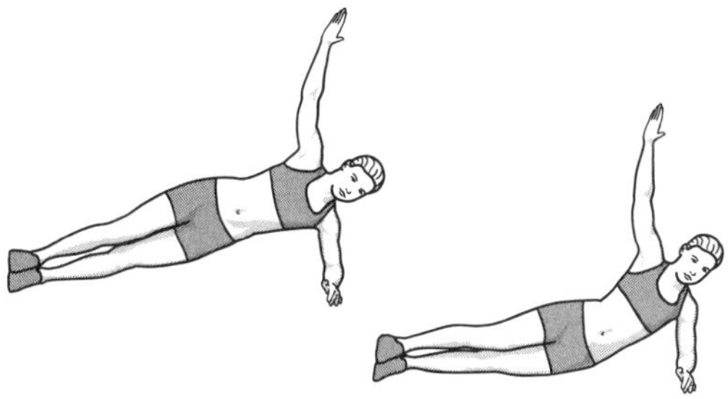

2 Dynamischer Seitstütz

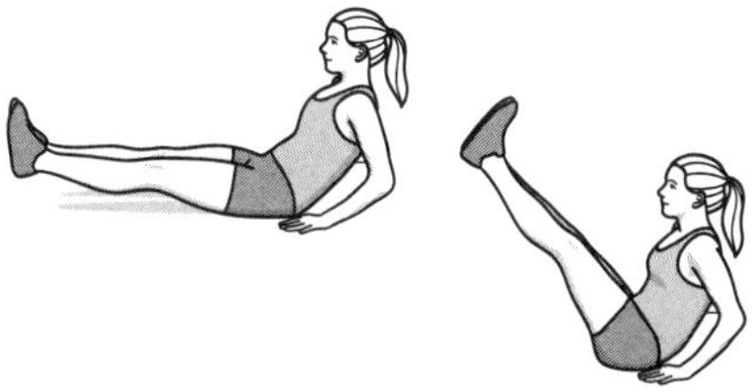

3 Klappmesser

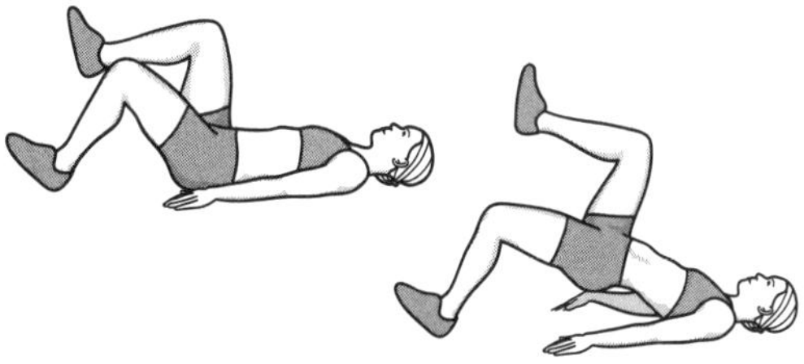

4 Einbeiniges Beckenheben

47 Tabata 1

Trainingsdauer: 15–30 Minuten
Trainingsmodus: Tabata, Trainingserfahrene: 2 Runden, Fortgeschrittene: 4 Runden

1 2 3

	Übungen	Wiederholungen/ Belastungszeit	Pause in Sek.	Inten- sität	Seite
1	Hampelmann	20 Sek.	10	1	112
2	Gesprungener Ausfallschritt	20 Sek.	10	1	112
3	Liegestütz mit abgelegten Knien	20 Sek.	10	1	114
4	Crunch	20 Sek.	10	1	118
5	Seitstütz mit angewinkelten Knien rechts	20 Sek.	10	1	116
6	Beckenheben mit gestreckten Beinen	20 Sek.	10	1	120
7	Beckenheben	20 Sek.	10	1	123
8	Seitstütz mit angewinkelten Knien links	20 Sek.	10	1	116

3 Minuten Pause nach jedem Tabata (Übungen 1–8 = 1 Tabata)

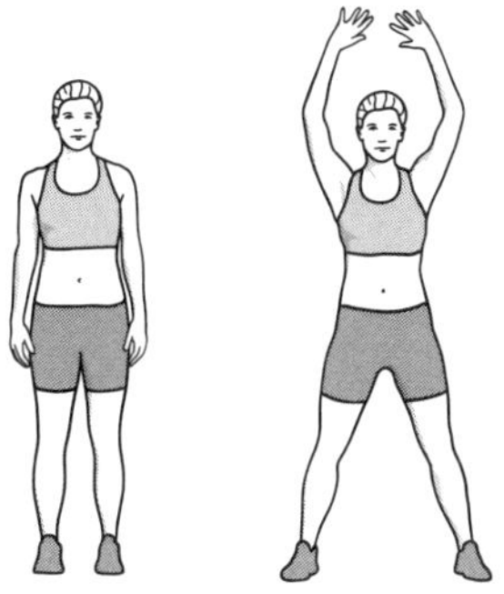

1 Hampelmann

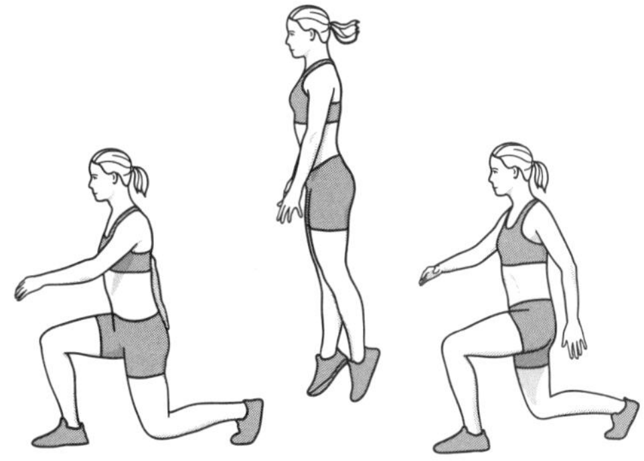

2 Gesprungener Ausfallschritt

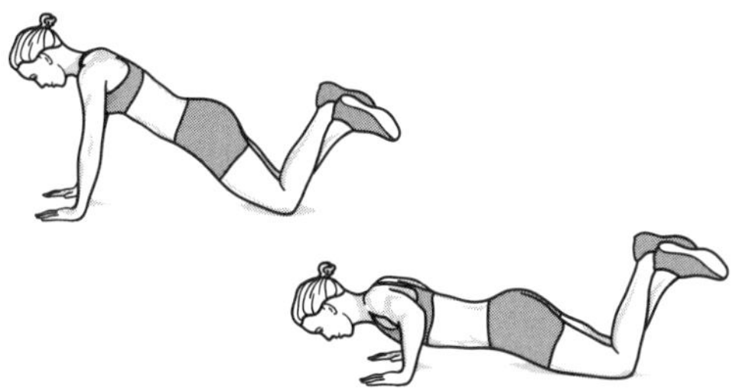

3 Liegestütz mit abgelegten Knien

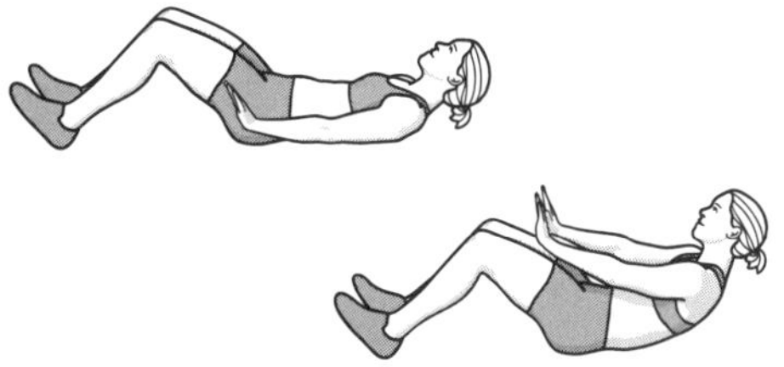

4 Crunch

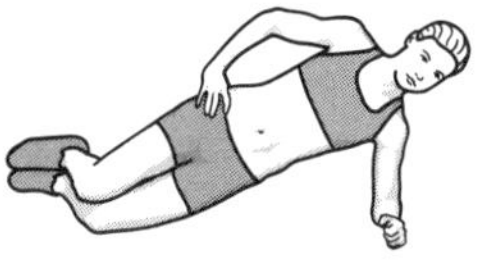

5 Seitstütz mit angewinkelten Knien rechts

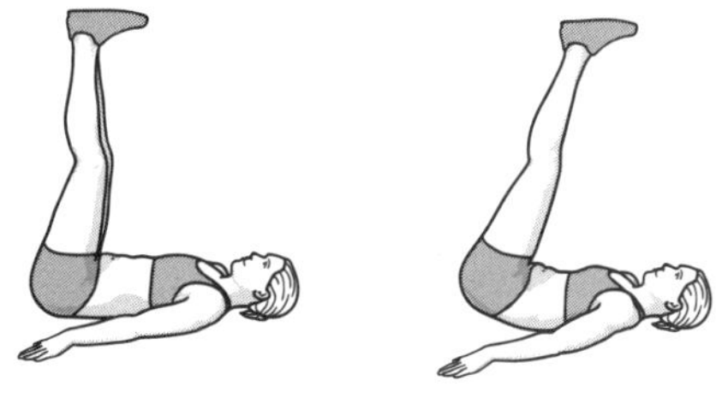

6 Beckenheben mit gestreckten Beinen

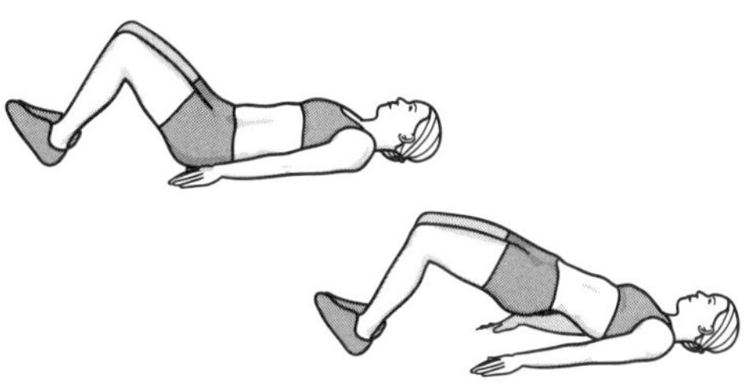

7 Beckenheben

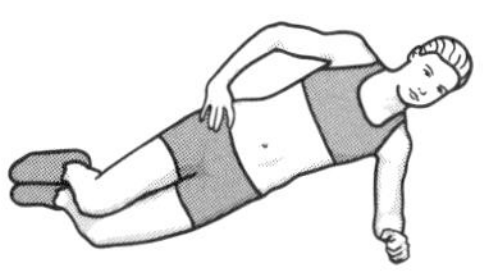

8 Seitstütz mit angewinkelten Knien links

48 Tabata 2

Trainingsdauer: 15–30 Minuten
Trainingsmodus: Tabata, je nach Leistungslevel 2–4 Runden

1 **2** 3

	Übungen	Wiederholungen/ Belastungszeit	Pause in Sek.	Inten-sität	Seite
1	Hampelmann	20 Sek.	10	1	112
2	Bergsteiger	20 Sek.	10	2	114
3	Dynamischer Seitstütz rechts	20 Sek.	10	2	116
4	Paddeln in der Bauchlage	20 Sek.	10	1	114
5	Käfer	20 Sek.	10	2	118 f.
6	Stütz mit Arm- und Beinheben	20 Sek. im Wechsel	10	2	116
7	Dynamischer Seitstütz links	20 Sek.	10	2	116
8	Gesprungener Ausfallschritt	20 Sek.	10	2	112

3 Minuten Pause nach jedem Tabata (Übungen 1–8 = 1 Tabata)

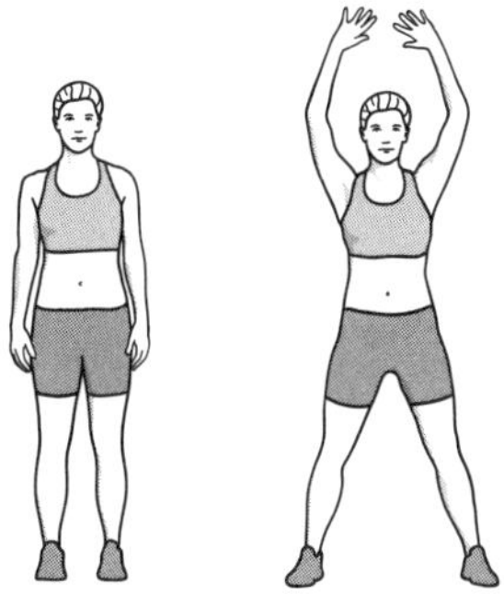

1 Hampelmann

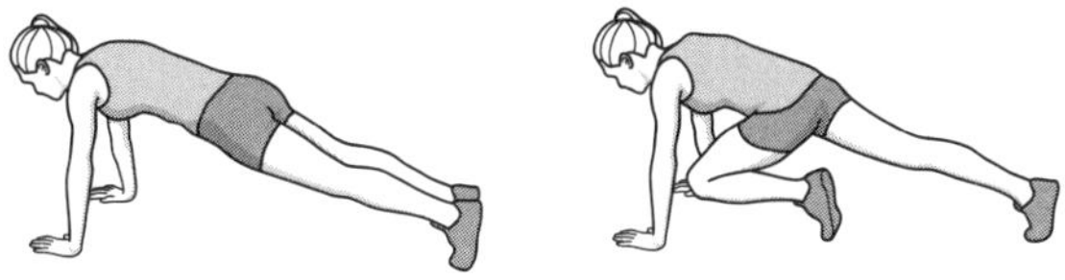

2 Bergsteiger

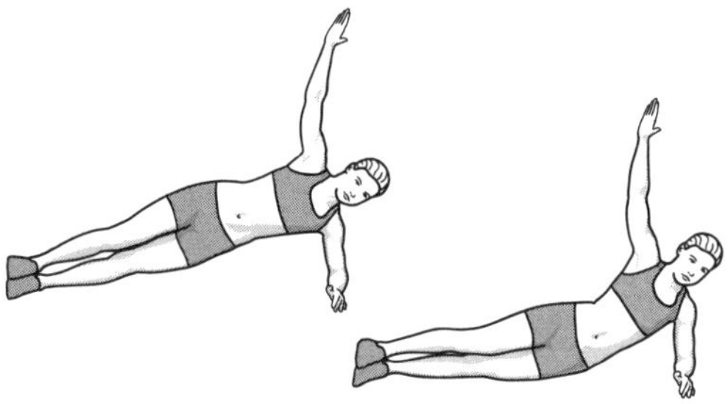

3 Dynamischer Seitstütz rechts

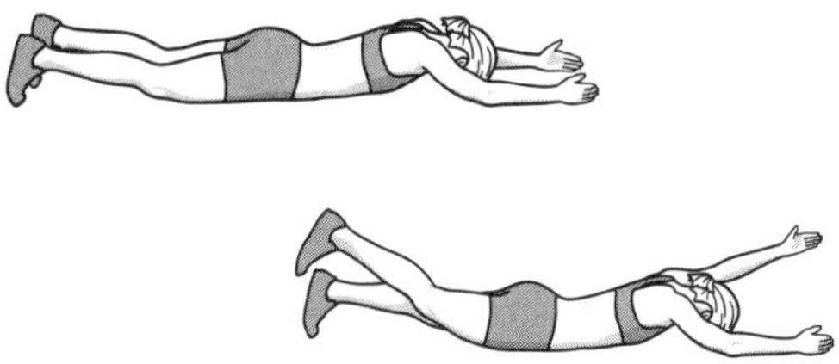

4 Paddeln in der Bauchlage

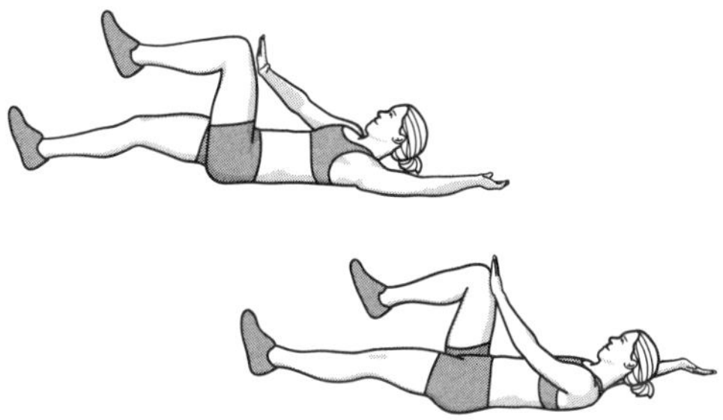

5 Käfer

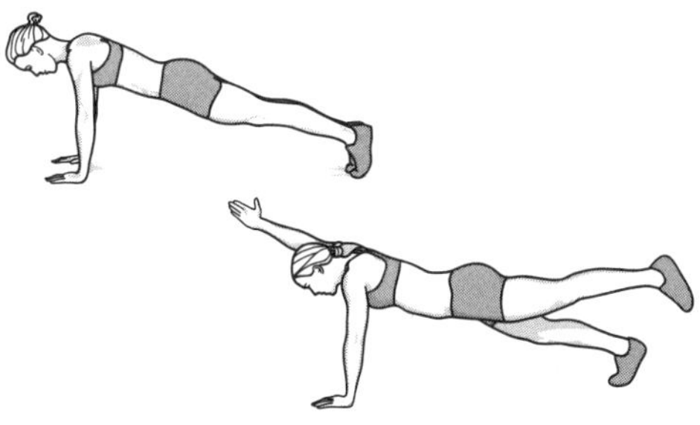

6 Stütz mit Arm- und Beinheben

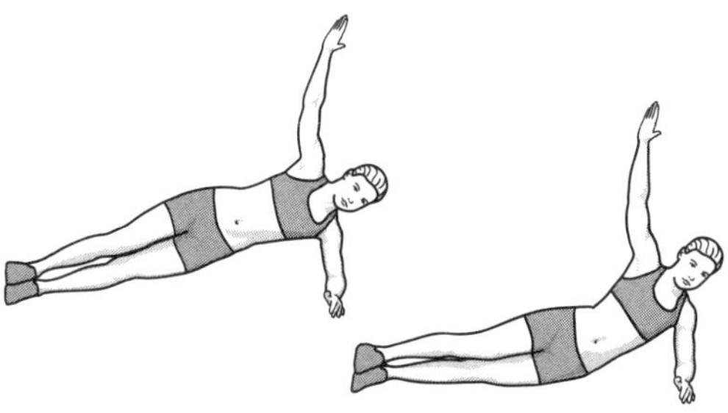

7 Dynamischer Seitstütz links

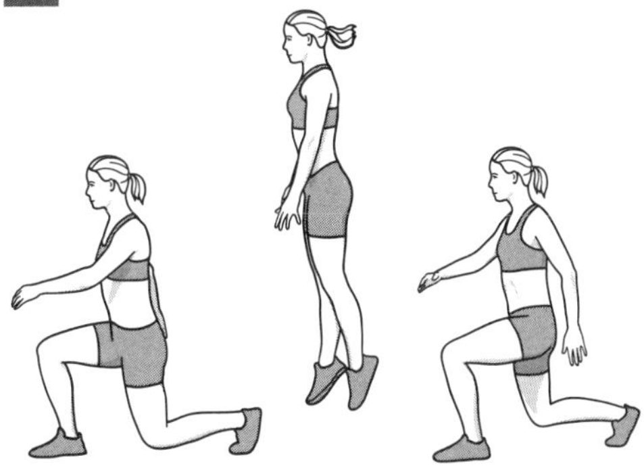

8 Gesprungener Ausfallschritt

49 Tabata 3

Trainingsdauer: 30 Minuten
Trainingsmodus: Tabata, 4 Runden

1 2 **3**

	Übungen	Wiederholungen/ Belastungszeit	Pause in Sek.	Inten- sität	Seite
1	Käfer	20 Sek.	10	2	118 f.
2	Gedrehter Seitstütz rechts	20 Sek.	10	3	117
3	Gesprungener Ausfallschritt	20 Sek. im Wechsel	10	1	112
4	Bergsteiger	20 Sek.	10	1	114
5	Käfer	20 Sek.	10	2	118 f.
6	Gedrehter Seitstütz links	20 Sek.	10	2	117
7	Gesprungener Ausfallschritt	20 Sek. im Wechsel	10	1	112
8	Bergsteiger	20 Sek.	10	1	114

3 Minuten Pause nach jedem Tabata (Übungen 1–8 = 1 Tabata)

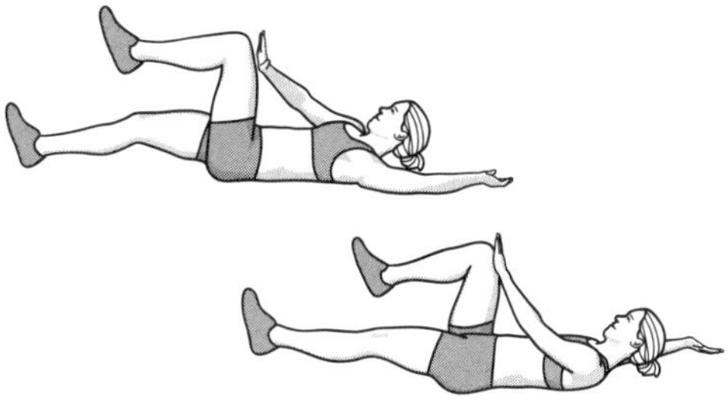

1 Käfer

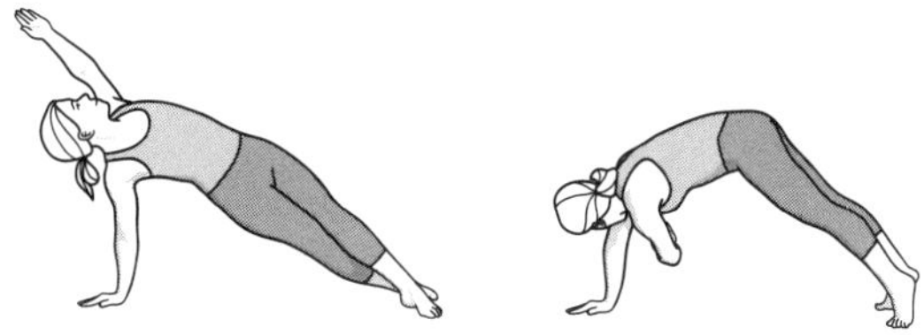

2 Gedrehter Seitstütz rechts

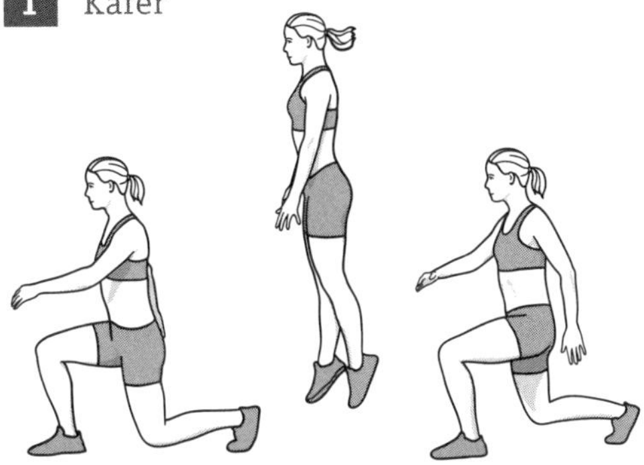

3 Gesprungener Ausfallschritt

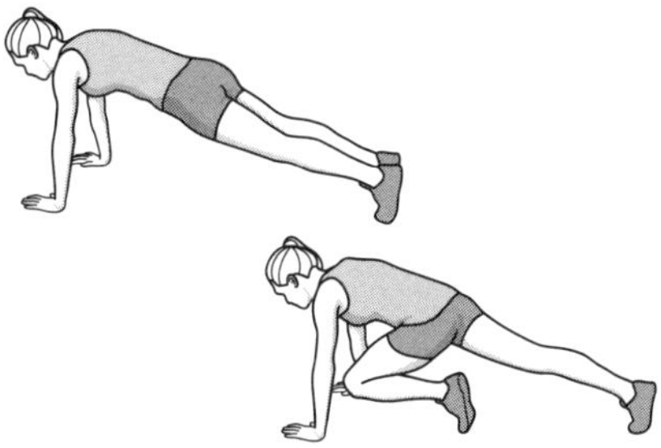

4 Bergsteiger

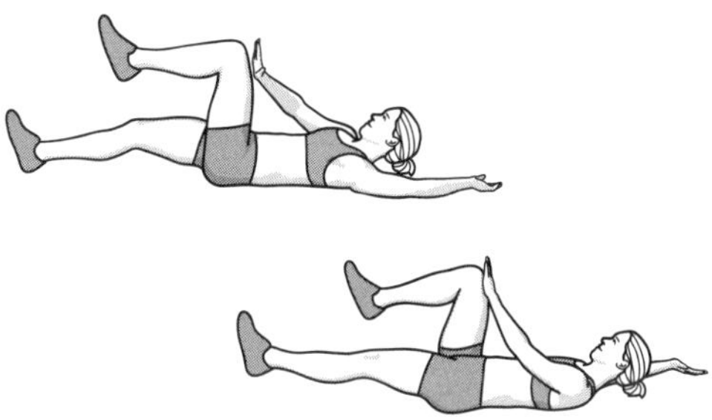

5 Käfer

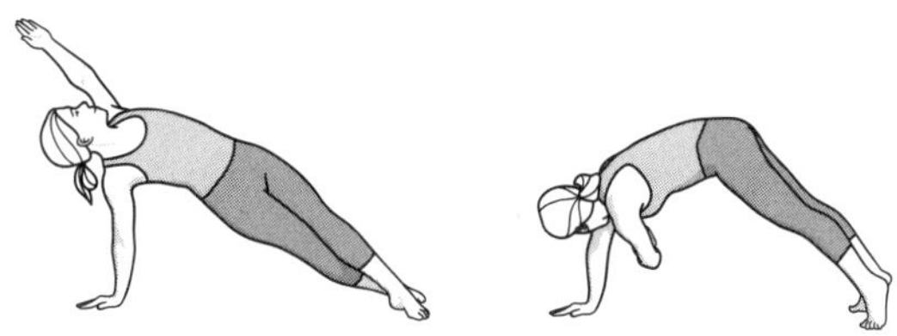

6 Gedrehter Seitstütz links

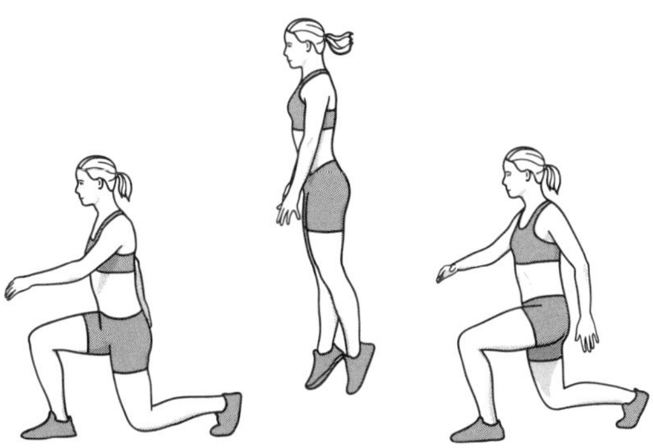

7 Gesprungener Ausfallschritt

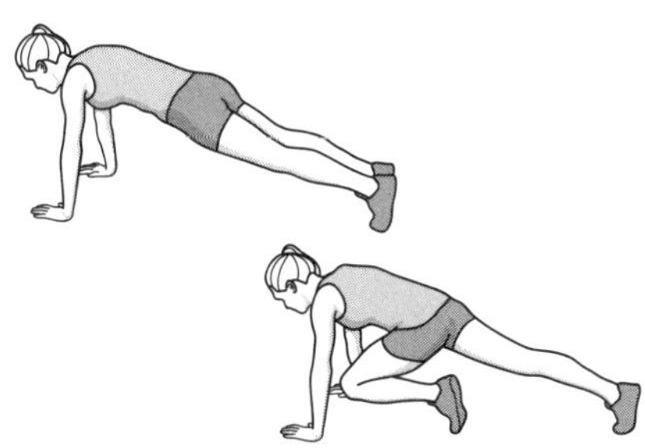

8 Bergsteiger

50 Tabata 4

Trainingsdauer: 30–45 Minuten
Trainingsmodus: Tabata, 4–5 Runden

1 2 **3**

	Übungen	Wiederholungen/ Belastungszeit	Pause in Sek.	Inten-sität	Seite
1	Seitliches Springen	20 Sek.	10	1	113
2	Burpee	20 Sek.	10	3	113
3	Seitstütz mit Beinanheben rechts	20 Sek.	10	3	117
4	Klappmesser	20 Sek.	10	3	120
5	Käfer	20 Sek.	10	2	118 f.
6	Seitstütz mit Beinanheben links	20 Sek.	10	3	117
7	Beckenheben	20 Sek.	10	2	123
8	Gestrecktes Beinsenken	20 Sek.	10	3	120

3 Minuten Pause nach jedem Tabata (Übungen 1–8 = 1 Tabata)

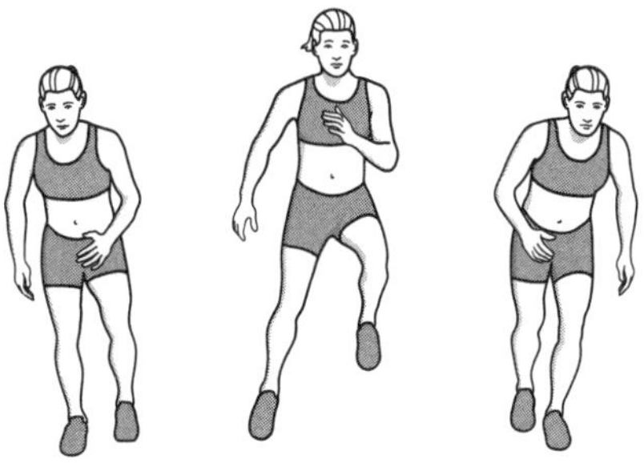

1 Seitliches Springen

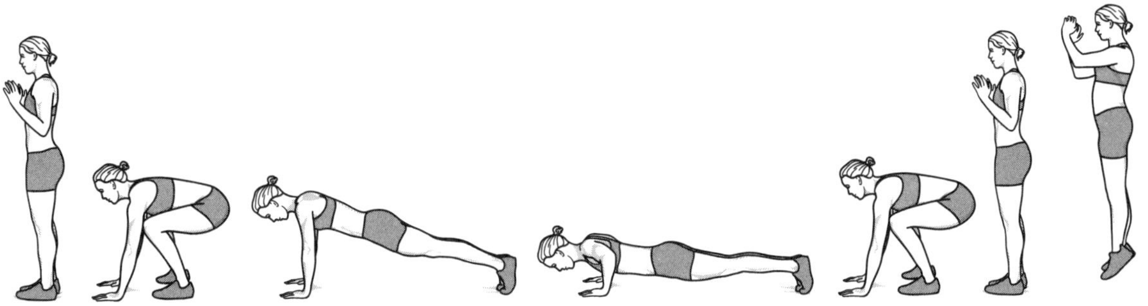

2 Burpee

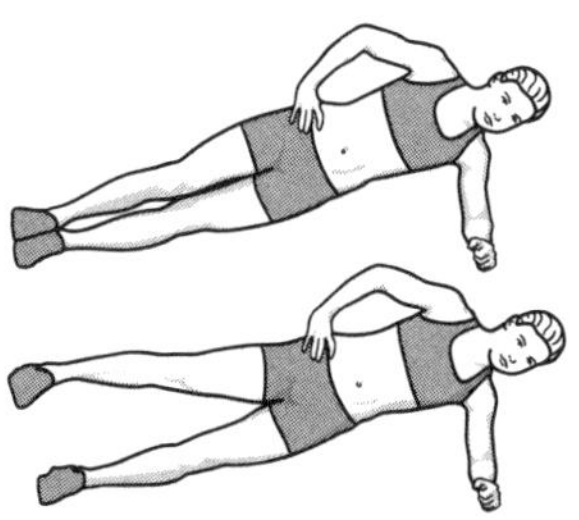

3 Seitstütz mit Beinanheben rechts

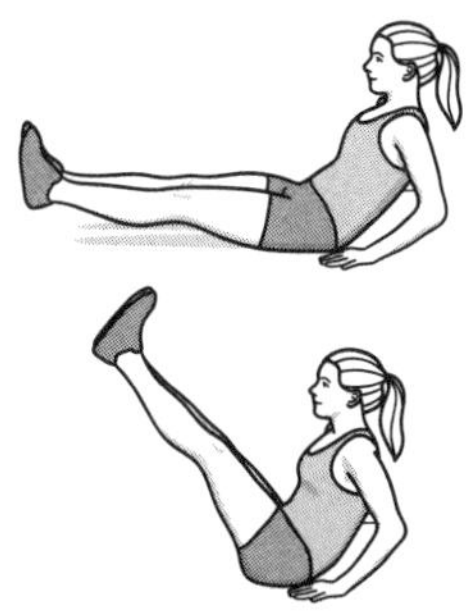

4 Klappmesser

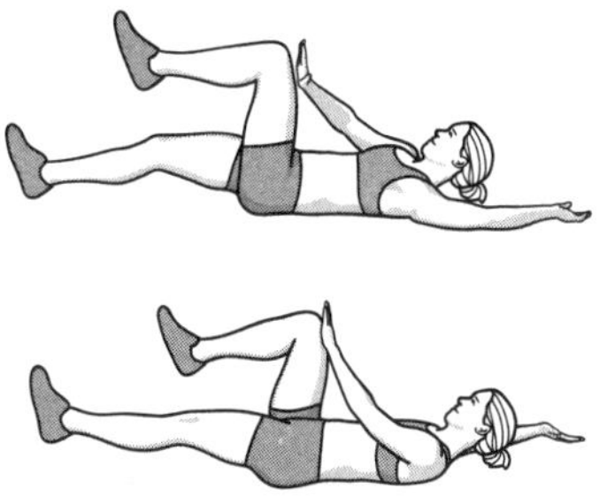

5 Käfer

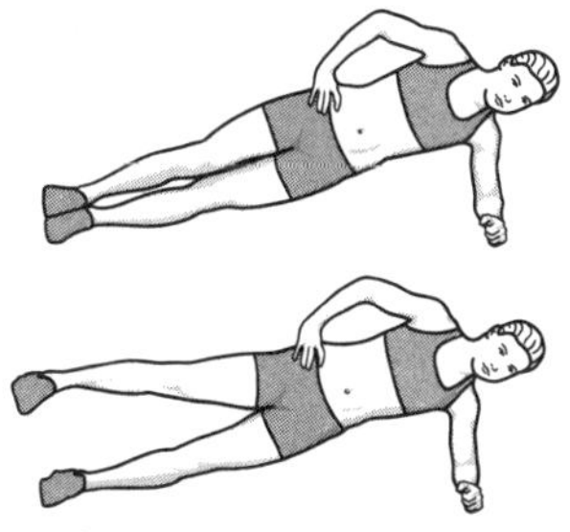

6 Seitstütz mit Beinanheben links

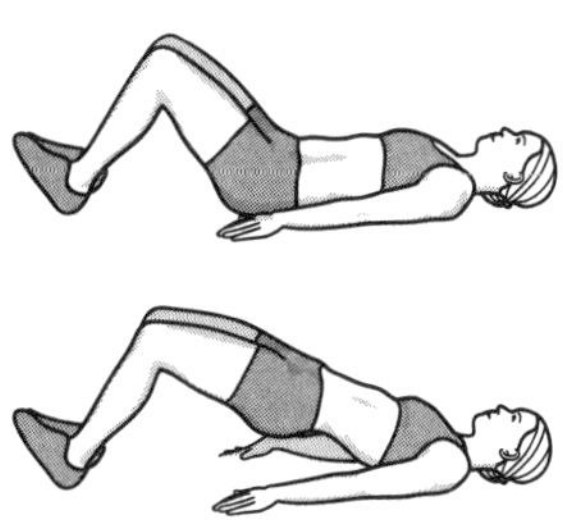

7 Beckenheben

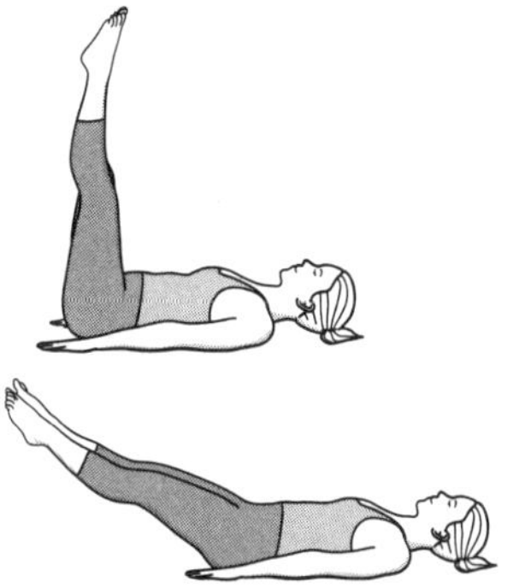

8 Gestrecktes Beinsenken

Die Übungen

3

Ausdauerübungen

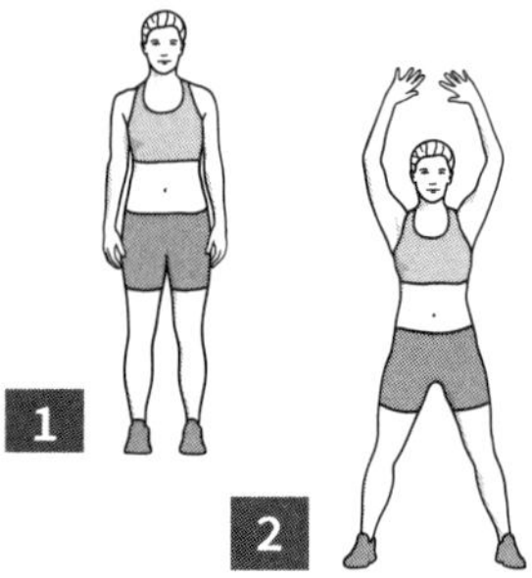

Hampelmann

1. Einen aufrechten, hüftbreiten Stand einnehmen. Die Arme befinden sich an der Körperaußenseite.
2. Mit einem Sprung in einen mehr als schulterbreiten Stand werden die Hände über dem Kopf zusammengeführt. Im schnellen Wechsel wiederholen.

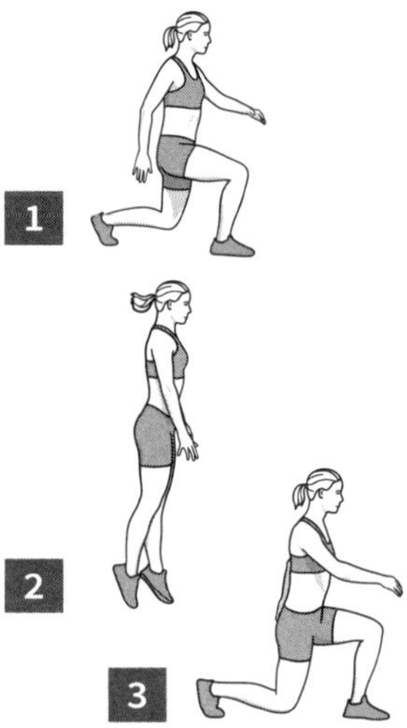

Gesprungener Ausfallschritt

1. Einen tiefen Ausfallschritt einnehmen, bei dem sich das hintere Knie knapp über dem Boden befindet. Beide Fußspitzen zeigen nach vorn. Die hintere Ferse ist angehoben.
2. Mit einem Sprung nach oben die Position der Füße wechseln.
3. Dann wieder im tiefen Ausfallschritt landen. Das Ganze im Wechsel ausführen. Das vordere Knie befindet sich jeweils maximal auf Höhe der Fußspitze des vorderen Fußes oder dahinter.

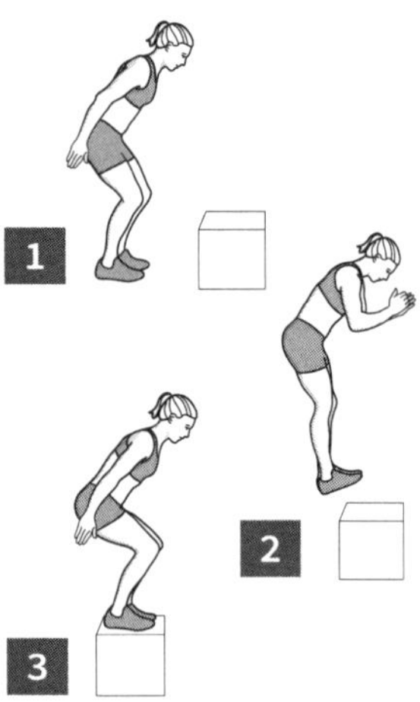

Boxsprung

1. Vor einer stabilen Box mit etwas Abstand schulterbreit aufstellen. Die Fußspitzen zeigen nach vorn. Die Arme nach hinten führen. Die Knie leicht beugen.
2. Explosiv die Arme nach oben führen, abspringen und die Beine strecken.
3. Mithilfe des Schwungs nach oben auf die Box springen. Die Landung durch das Beugen der Knie sanft abfedern. Die Arme wieder nach hinten führen. Danach von der Box absteigen und zum nächsten Sprung ansetzen.

Seitliches Springen

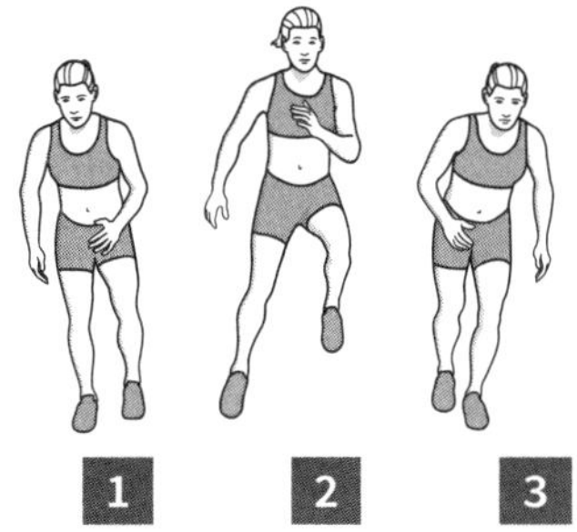

1. Im Einbeinstand beginnen. Das Standbein leicht beugen und den Oberkörper etwas nach vorn neigen.
2. Explosiv aus dem Standbein abdrücken und hochspringen.
3. Mit einem Sprung auf dem anderen Bein landen.

Kniebeugensprung

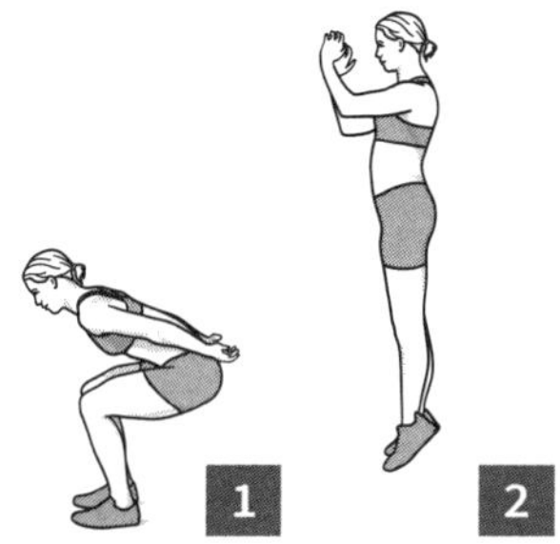

1. Die tiefe Kniebeugenposition einnehmen, die Arme nach hinten strecken und eng am Körper halten. Der Rücken ist gestreckt, der Blick ist schräg nach vorn zum Boden gerichtet.
2. Aus dieser Position einen Strecksprung ausführen und dabei die Arme mit nach oben nehmen. Sofort wieder in der tiefen Kniebeugenposition landen.

Burpee

1. Einen aufrechten, hüftbreiten Stand einnehmen.
2. In die Hocke gehen, dabei das Gesäß nach hinten und unten schieben. Die Hände schulterbreit auf dem Boden aufsetzen.
3. Mit einem Sprung die Füße nach hinten setzen und eine Stützposition einnehmen.
4. Einen Liegestütz ausführen, indem die Ellbogen gebeugt werden und der Körper möglichst tief abgesenkt wird. Die Oberarme bleiben eng am Körper. Danach wieder nach oben drücken.
5. Mit den Füßen nach vorn in die Hocke zurückspringen.
6. In den hüftbreiten Stand aufrichten.
7. Mit einem Strecksprung explosiv nach oben springen und wieder im hüftbreiten Stand landen.

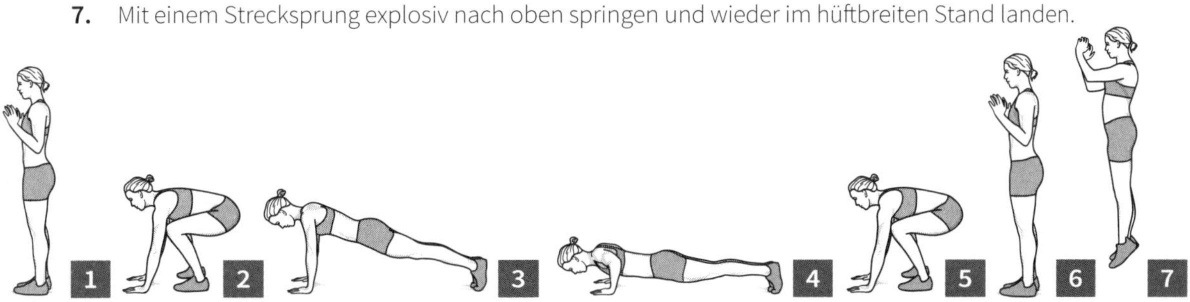

Bergsteiger

1
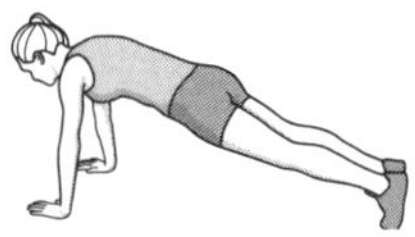

2
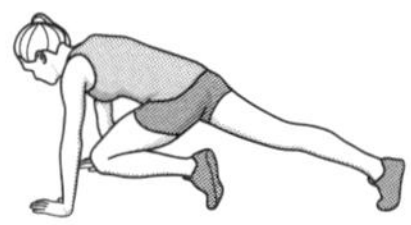

1. Eine Stützposition einnehmen. Die Hände befinden sich dabei direkt unter den Schultern. Sprung-, Knie-, Hüft- und Schultergelenk sind in einer Linie.
2. Im Wechsel springend das rechte und linke Knie in Richtung Brustkorb ziehen.

Paddeln in der Bauchlage

1
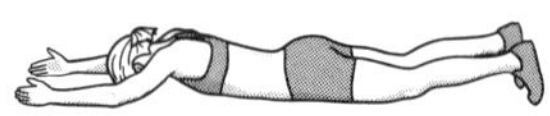

2
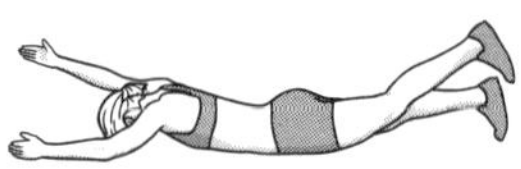

1. Eine Bauchlage mit über den Kopf gestreckten Armen einnehmen.
2. Im Wechsel einen Arm und das gegenüberliegende Bein anheben und schnelle, kleine Bewegungen ausführen. Während der kompletten Bewegungsausführung bleiben Arme und Beine vom Boden angehoben.

Krafttraining für den Oberkörper

Liegestütz mit abgelegten Knien

1
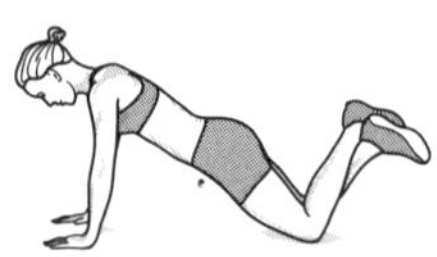

2
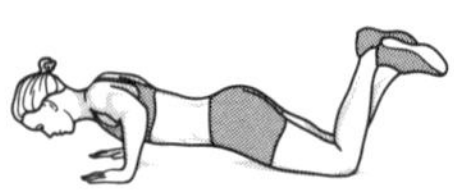

1. Eine kniende Stützposition einnehmen. Die Hände befinden sich unter den Schultern, die Füße sind verschränkt. Knie-, Hüft- und Schultergelenk befinden sich in einer Linie.
2. Die Ellbogen beugen und den Oberkörper absenken. Die Ellbogen bleiben dabei eng am Körper. Danach wieder nach oben drücken.

Liegestütz

1
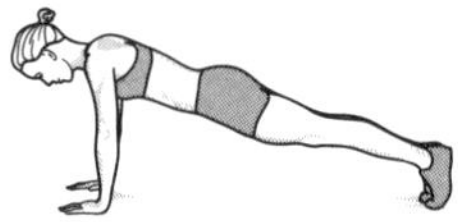

2
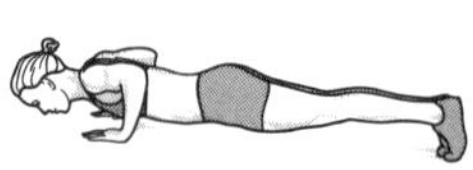

1. Eine Stützposition einnehmen. Hände und Füße sind etwa schulterbreit geöffnet. Der gesamte Körper befindet sich in einer Linie.
2. Die Ellbogen beugen und den Körper möglichst weit absenken. Die Oberarme bleiben dabei eng am Körper. Danach wieder nach oben drücken. Sprung-, Knie-, Hüft- und Schultergelenk bleiben während der Bewegungsausführung in einer Linie.

Dip

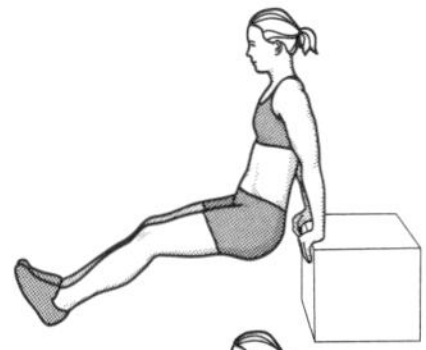
1

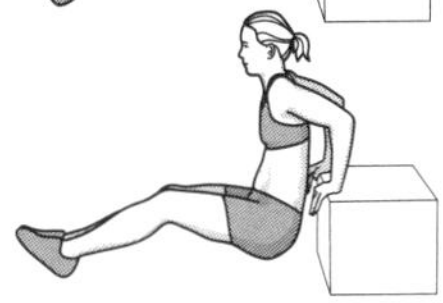
2

1. Die Fersen aufstellen und die Handballen auf einem Stuhl oder einem anderen stabilen Gegenstand (Kiste) aufsetzen. Den Oberkörper aufrichten. Das Gesäß ist nah an der Erhöhung, die Arme sind gestreckt.
2. Die Ellbogen beugen und das Gesäß nach unten bis kurz vor Bodenkontakt absenken. Danach wieder nach oben drücken.

Krafttraining für Rumpf und Bauch

Aufgespannter Vierfüßlerstand

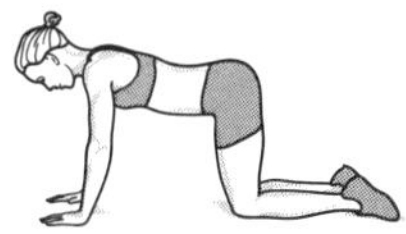
1

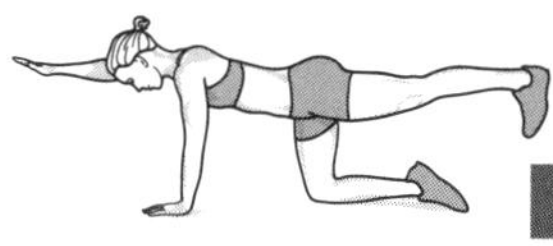
2

1. Einen Vierfüßlerstand einnehmen. Die Hände befinden sich dabei unter den Schultern, die Knie unter den Hüften.
2. Den rechten Arm und das linke Bein gleichzeitig wegstrecken. Das Becken bleibt dabei parallel zum Boden ausgerichtet. Die Position halten und danach die Seite wechseln.

Vierfüßlerstand mit angehobenen Knien

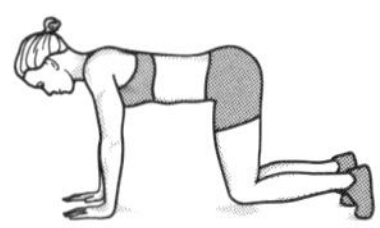

Einen Vierfüßlerstand einnehmen. Die Hände befinden sich dabei unter den Schultern, die Knie unter den Hüften. Die Fußspitzen aufstellen und die Knie knapp vom Boden abheben. Die Position halten.

Frontstütz mit Armheben

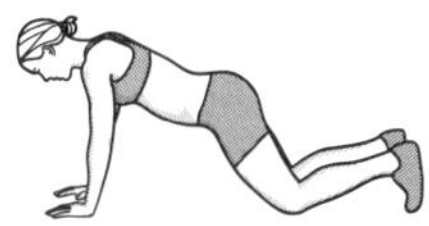
1

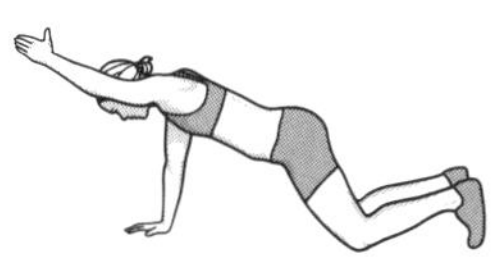
2

1. Eine kniende Stützposition einnehmen, bei der sich die Hände unter den Schultern befinden. Die Knie befinden sich etwas hinter den Hüften. Die Fußspitzen aufstellen.
2. Im Wechsel den rechten und linken Arm anheben, sodass sich dieser in der Verlängerung des Oberkörpers befindet. Der Daumen zeigt dabei nach oben. Die Position jeweils für 5 Sekunden halten.

Unterarmstütz

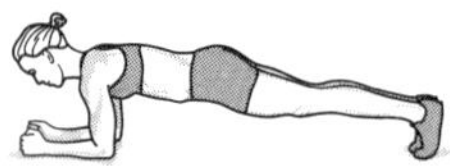

Einen Unterarmstütz einnehmen. Die Ellbogen befinden sich dabei unter den Schultern. Das Becken befindet sich in einer Linie zwischen Oberkörper und Oberschenkel. Die Wirbelsäule behält durch ein Anspannen der Rumpfmuskulatur ihre normale physiologische Krümmung bei. Die Position halten.

Stütz mit Arm- und Beinheben

1
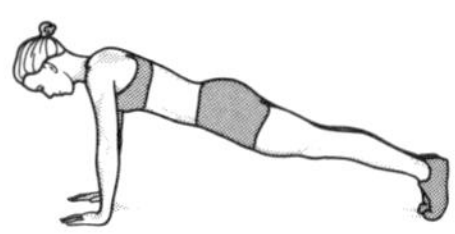

2
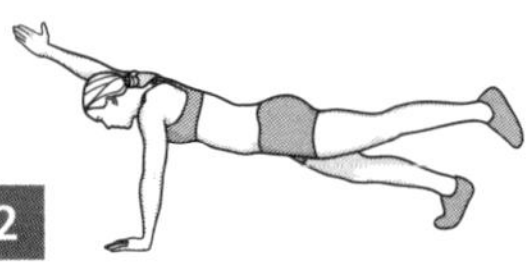

1. Eine Stützposition einnehmen. Die Hände befinden sich unterhalb der Schultern. Das Becken befindet sich in einer Linie zwischen Oberkörper und Oberschenkel.
2. Gleichzeitig das linke Bein heben und den rechten Arm nach vorn strecken. Absetzen und mit der anderen Seite wiederholen. Die Position jeweils für 2 bis 3 Sekunden halten.

Seitstütz mit angewinkelten Knien

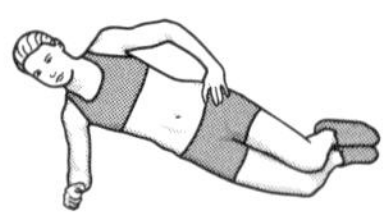

Einen Seitstütz mit angewinkelten Knien einnehmen. Die Knie befinden sich etwa im rechten Winkel. Der stützende Unterarm zeigt gerade nach vorn. Der Ellbogen befindet sich direkt unter der Schulter. Die freie Hand an die Hüfte legen. Das Becken nach oben schieben und die Position halten.

Tipp: Wer sich stärker fordern möchte, kann die Beine strecken.

Dynamischer Seitstütz

1
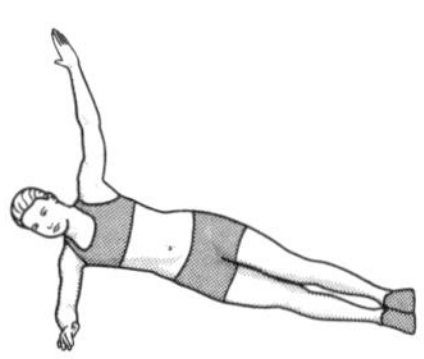

2
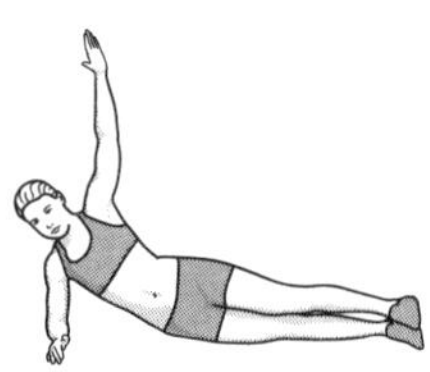

1. Einen Seitstütz mit übereinanderliegenden Beinen einnehmen und auf einen Unterarm abstützen. Der Ellbogen befindet sich direkt unter dem Schultergelenk. Den freien Arm senkrecht nach oben strecken. Den Rumpf auf Spannung halten, sodass sich das Becken auf einer Höhe zwischen Oberschenkeln und Oberkörper befindet.
2. Das Becken bis kurz über den Boden absenken. Kraftvoll wieder nach oben drücken.

Seitstütz mit Beinanheben

1. Einen Seitstütz einnehmen und auf dem Unterarm abstützen. Der Ellbogen befindet sich direkt unter dem Schultergelenk. Die freie Hand an die Hüfte legen. Den Rumpf auf Spannung halten, sodass sich das Becken auf einer Höhe zwischen Oberschenkeln und Oberkörper befindet.
2. Im dynamischen Wechsel das obere Bein anheben und absenken. Danach die Seite wechseln.

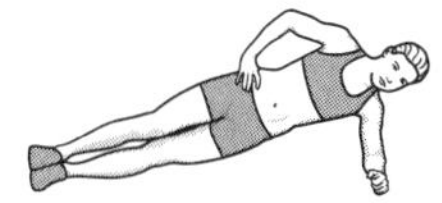

1

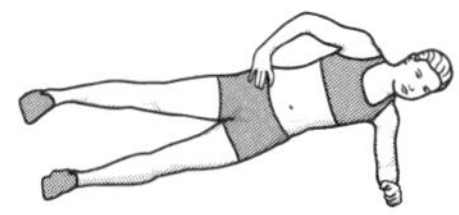

2

Seitstütz auf dem Gymnastikball mit Beinanheben

1. Einen Seitstütz auf dem Gymnastikball einnehmen. Der Ball befindet sich seitlich zwischen Achsel und Hüfte. Die untere Hand ist auf dem Boden unterhalb der Schulter abgestützt, die obere Hand stabilisiert den Ball. Die Beine sind gestreckt. Den Rumpf auf Spannung halten, sodass sich das Becken auf einer Höhe zwischen Oberschenkeln und Oberkörper befindet.
2. Das obere Bein gestreckt anheben und nach vorn bewegen. Das Bein wieder zurückführen und gestreckt nach hinten bewegen.

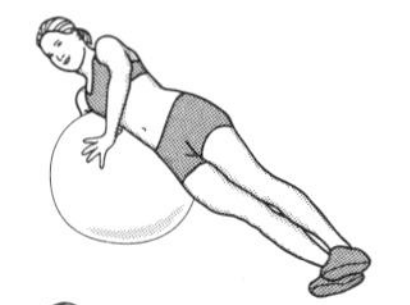

1

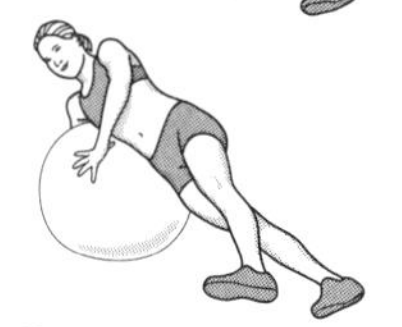

2

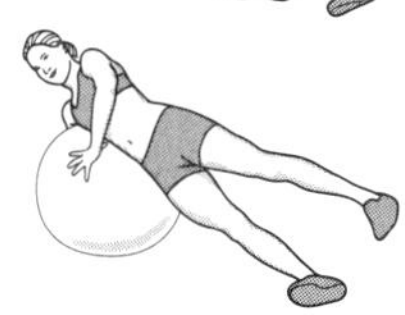

3

Gedrehter Seitstütz

1. Eine seitliche Stützposition auf der Hand einnehmen. Die Hand befindet sich direkt unter dem Schultergelenk. Den freien Arm nach oben ausstrecken. Den Rumpf auf Spannung halten, sodass sich das Becken auf einer Höhe zwischen Oberschenkeln und Oberkörper befindet. Den oberen Fuß vor dem unteren platzieren.
2. Den oberen Arm vor dem Körper absenken, den Oberkörper eindrehen und unter der stützenden Seite durchtauchen. Der stützende Arm bleibt gestreckt. Das Becken nach oben anheben. Wieder nach oben öffnen.

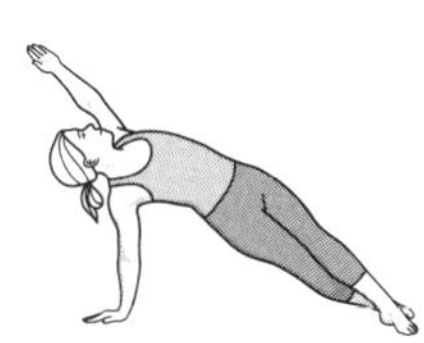

1

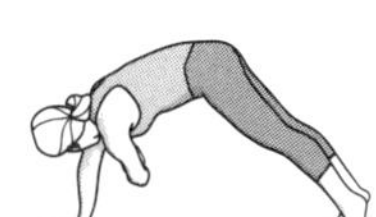

2

1

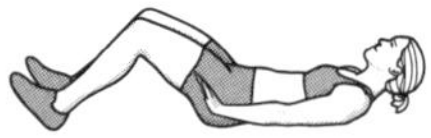

2

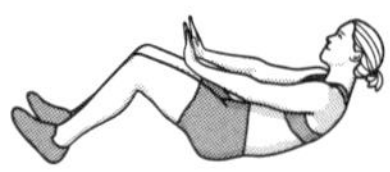

Crunch

1. Eine Rückenlage einnehmen. Die Fersen auf dem Boden aufstellen, sodass sich die Knie im rechten Winkel befinden. Die Arme seitlich am Körper vom Boden angehoben halten, die Handflächen zeigen dabei nach vorn. Den Kopf etwas anheben, das Kinn dabei in Richtung Brustbein ziehen.

2. Mit den Händen eine gedachte Wand nach vorn wegschieben. Dabei Wirbel für Wirbel nach oben aufrollen. Danach langsam wieder in die Ausgangsposition abrollen. Den Abstand zwischen Kinn und Brustbein beibehalten.

1

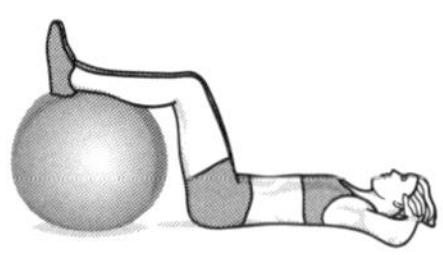

2

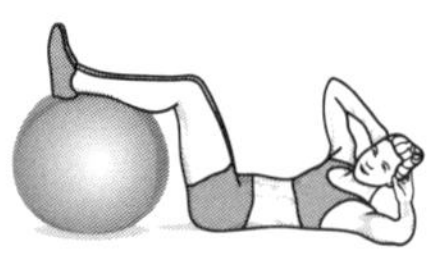

Diagonaler Crunch mit Gymnastikball

1. Eine Rückenlage hinter dem Gymnastikball einnehmen. Beide Beine anwinkeln, sodass die Unterschenkel auf dem Ball aufliegen. Den Kopf etwas vom Boden anheben und die Fingerspitzen an die Schläfen anlegen.

2. Im dynamischen Wechsel einen Ellbogen zum gegenüberliegenden Knie führen.

1

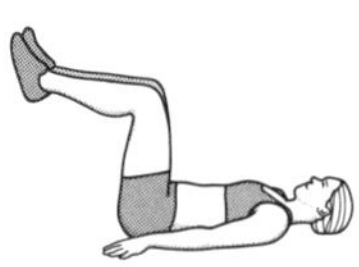

2

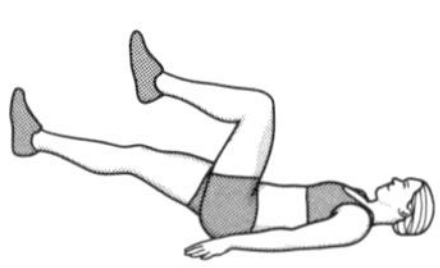

Wechselseitiges Beinstrecken

1. Eine Rückenlage einnehmen. Die Arme seitlich neben dem Körper ablegen. Die Handflächen zeigen dabei nach unten. Beide Beine in der Luft anwinkeln, sodass sich die Unterschenkel in der Waagerechten befinden.

2. Im dynamischen Wechsel ein Bein strecken und das andere anwinkeln. Der untere Rücken behält den Kontakt zum Boden.

1

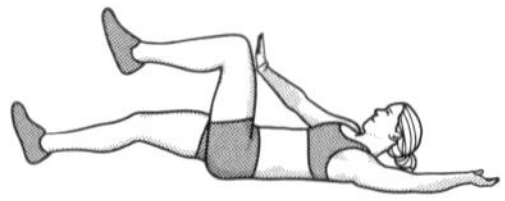

Käfer

1. Eine Rückenlage einnehmen. Ein Bein strecken und das andere anwinkeln. Auf der Seite des gestreckten Beines den Arm nach vorn ausstrecken, um mit der Handfläche gegen das angewinkelte Knie zu drücken. Auf der gegenüberliegenden Seite den Arm nach hinten über den Kopf strecken. Arme und Beine befinden sich jeweils vom Boden angehoben. Den Kopf anheben und das Kinn in Richtung Brustbein ziehen.

2. In einer fließenden Bewegung gleichzeitig die Arm- und Beinstellung wechseln.

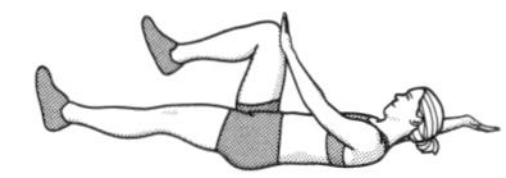
2

Aufrichten mit kleinem Ball

1. Eine Rückenlage einnehmen. Die Fersen auf dem Boden aufstellen, sodass sich die Knie im rechten Winkel befinden. Mit beiden Händen einen Ball oder ähnlichen Gegenstand umfassen und über den Kopf ausstrecken. Den Oberkörper von der Matte anheben.

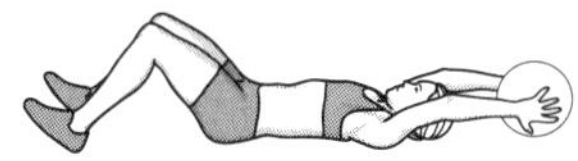
1

2. Den Ball mit gestreckten Armen nach vorne oben heben. Dabei Wirbel für Wirbel bis zum aufrechten Sitz nach oben aufrollen. Danach langsam wieder in die Ausgangsposition abrollen. Der Abstand zwischen Kinn und Brustbein bleibt identisch.

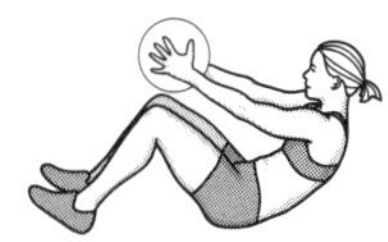
2

Umgekehrter Crunch mit Gymnastikball

1. Eine Stützposition auf dem Gymnastikball einnehmen, sodass die Oberschenkelvorderseiten auf dem Ball aufliegen. Die Hände sind schulterbreit geöffnet. Sprung-, Knie-, Hüft- und Schultergelenk befinden sich in einer Linie. Den Rumpf auf Spannung halten.

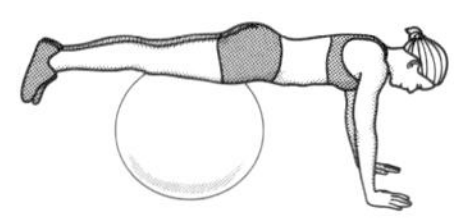
1

2. Beide Knie in Richtung Brustkorb heranführen und dabei im Rumpf einrollen. Danach die Beine wieder nach hinten strecken.

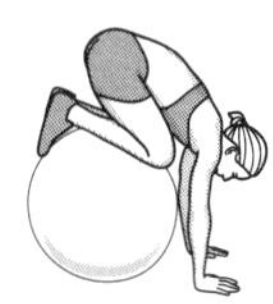
2

Tabata Sit-up

1. Eine Rückenlage einnehmen. Die Füße heranstellen und die Knie nach außen absenken, sodass die Fußaußenkanten auf dem Boden aufliegen. Den Kopf etwas vom Boden anheben und die Fingerspitzen an die Schläfen legen.

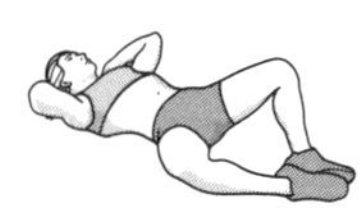
1

2. Den Oberkörper vom Boden aufheben und mit ein bisschen Schwung aus den Armen den Oberkörper aufrichten. Kurz mit den Fingerspitzen den Boden vor den Füßen berühren und wieder kontrolliert nach hinten absenken.

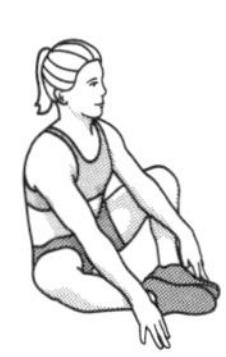
2

1 2

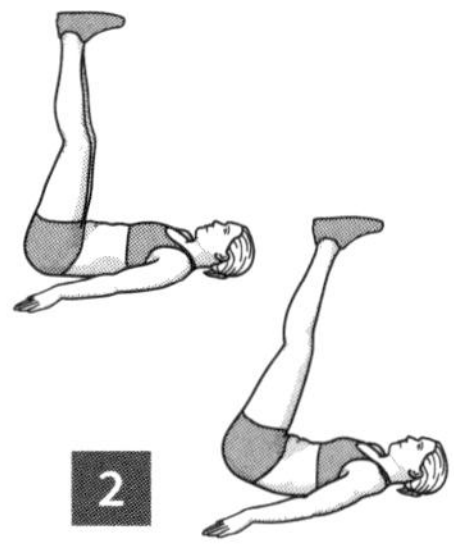

Beckenheben mit gestreckten Beinen

1. Eine Rückenlage einnehmen. Die Arme seitlich neben dem Körper ablegen. Die Handflächen zeigen dabei nach unten. Beide Beine senkrecht nach oben strecken.
2. Im dynamischen Wechsel aus der Kraft der unteren Bauchmuskulatur das Becken etwas vom Boden anheben und kontrolliert absenken.

---

1 2

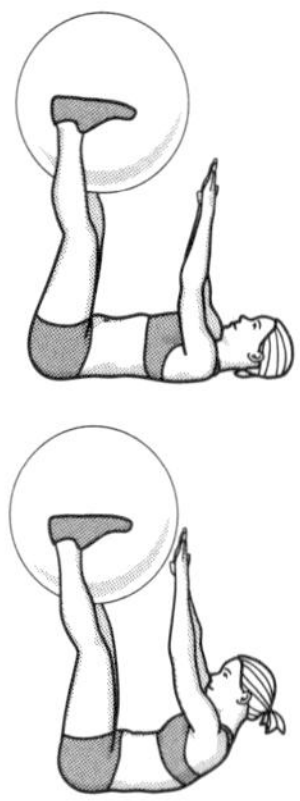

Crunch mit Gymnastikball

1. Eine Rückenlage einnehmen. Den Gymnastikball zwischen den Füßen einklemmen und die Beine senkrecht nach oben strecken. Den Ball mit den Beinen fest zusammendrücken. Die Arme ebenfalls nach oben strecken.
2. Den Oberkörper von der Matte lösen und mit beiden Fingerspitzen den Gymnastikball berühren. Dann den Oberkörper bis kurz vor Bodenkontakt wieder absenken und wiederholen.

---

1 2

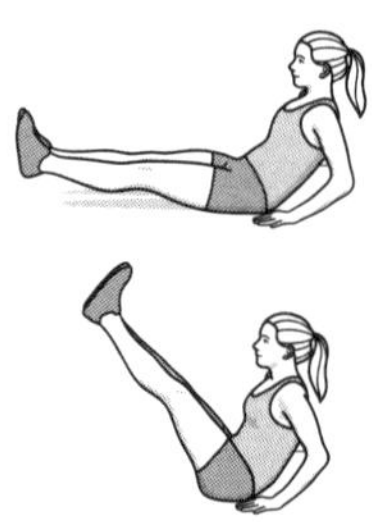

Klappmesser

1. Auf den Boden setzen, die Beine strecken und die Hände hinter dem Gesäß abstützen. Die Beine bis knapp über den Boden anheben. Den Rumpf auf Spannung halten.
2. Die Beine zur Körpermitte anheben und danach wieder kontrolliert bis knapp über den Boden absenken.

---

1 2

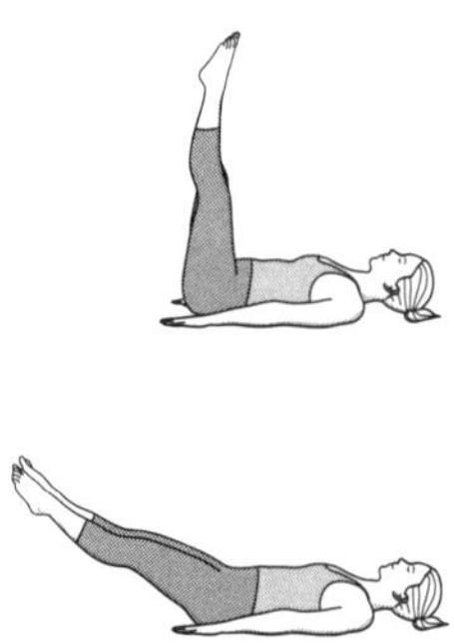

Gestrecktes Beinsenken

1. Eine Rückenlage einnehmen. Die Arme mit den Handflächen nach unten seitlich neben dem Körper ablegen. Die Beine senkrecht nach oben anheben.
2. Mit Rumpfspannung die Beine langsam nach unten bis kurz vor Bodenkontakt absenken. Danach wieder anheben.

Tipp: Die Beine bereits früher wieder anzuheben oder das leichte Anwinkeln der Knie sind zu Beginn gute Möglichkeiten, die Übung etwas zu erleichtern.

Beinpendel mit gebeugten Beinen

1. Eine Rückenlage einnehmen und die Beine anwinkeln, sodass sich die Oberschenkel in der Senkrechten und die Unterschenkel in der Waagerechten befinden. Die Arme seitlich am Körper mit den Handflächen nach unten ablegen.
2. Die Beine im Wechsel zur rechten und linken Seite pendeln. Beide Schulterblätter behalten während der Bewegungsausführung den Kontakt zum Boden. Den Rumpf auf Spannung halten.

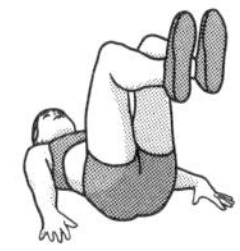
1

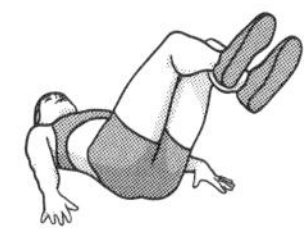
2

Beinpendel mit gestreckten Beinen

1. Eine Rückenlage einnehmen und die Beine senkrecht nach oben strecken. Die Arme zur Seite ausstrecken und mit den Handflächen nach unten ablegen.
2. Die gestreckten Beine im Wechsel zur rechten und linken Seite pendeln. Beide Schulterblätter behalten während der Bewegungsausführung den Kontakt zum Boden. Den Rumpf auf Spannung halten.

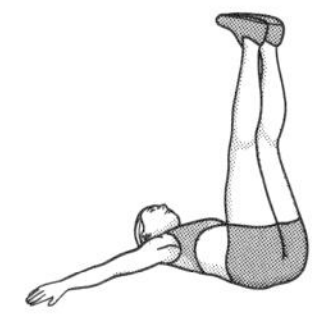
1

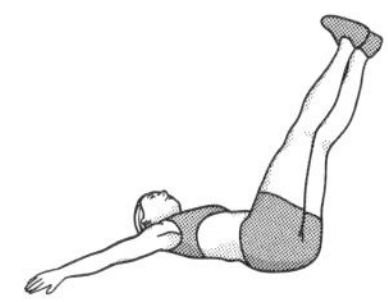
2

Rumpfrotation auf dem Gymnastikball

1. Eine Rückenlage auf dem Gymnastikball einnehmen, sodass die Schultern und der Brustwirbelbereich auf dem Ball liegen. Die Füße so aufstellen, dass die Knie in etwa im rechten Winkel sind. Gesäßmuskulatur anspannen und das Becken nach oben schieben. Die Arme senkrecht nach oben strecken. Die Handflächen liegen aneinander.
2. Im Wechsel mit dem Oberkörper zur rechten und linken Seite rotieren. Der Blick wandert mit den Händen mit. Rumpf- und Gesäßmuskulatur auf Spannung halten.

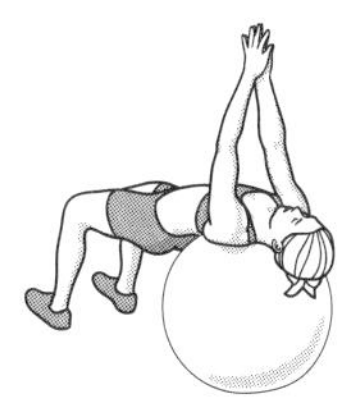
1

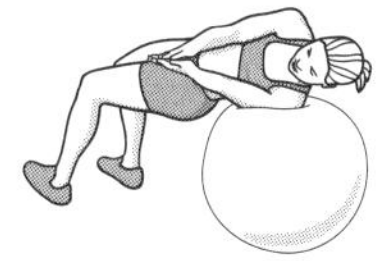
2

Krafttraining für die Beine

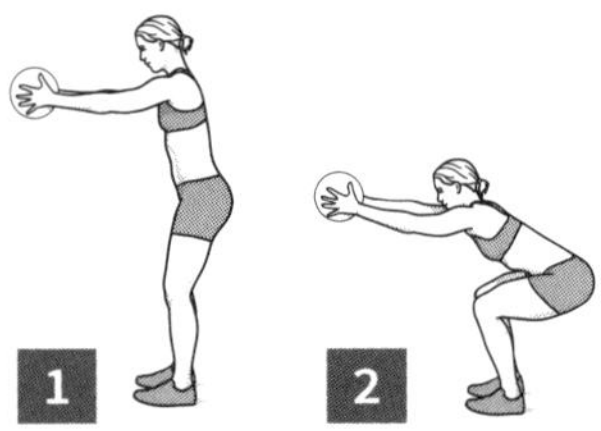

Kniebeuge mit Ball

1. Einen schulterbreiten Stand einnehmen. Die Fußspitzen zeigen nach vorn. Die Arme auf Höhe der Schultern nach vorn strecken. Einen Ball mit den Händen umfassen und leicht drücken.
2. Die Knie beugen und das Gesäß nach hinten unten schieben. Die Knie bleiben dabei über dem Mittelfuß. Danach wieder in den Stand aufrichten. Die Arme bleiben nach vorn gestreckt.

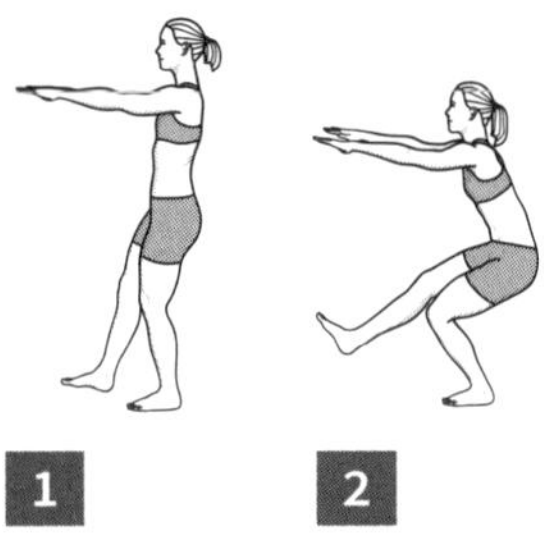

Einbeinige Kniebeuge

1. Einen Einbeinstand einnehmen. Die Arme auf Schulterhöhe nach vorn in die Waagerechte ausstrecken.
2. Knie und Hüfte des Standbeins gleichzeitig beugen und das Gesäß absenken. Das Bein auf der anderen Seite gestreckt halten. Das Knie des Standbeins befindet sich während der Bewegungsausführung maximal auf Höhe der Fußspitze oder dahinter.

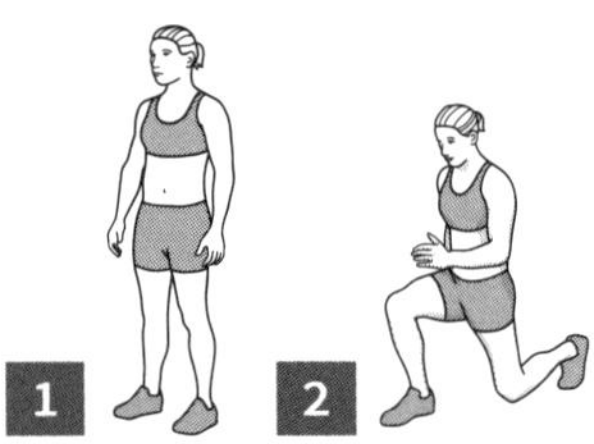

Ausfallschritt

1. Einen aufrechten, hüftbreiten Stand einnehmen.
2. Einen großen Ausfallschritt nach vorn ausführen. Das hintere Knie bis kurz vor Bodenkontakt absenken. Das vordere Knie bleibt über dem Mittelfuß ausgerichtet. Danach wieder zurück in den Stand kommen und den Ausfallschritt im Wechsel mit der linken und rechten Seite ausführen. Die Arme dabei gegengleich mitnehmen.

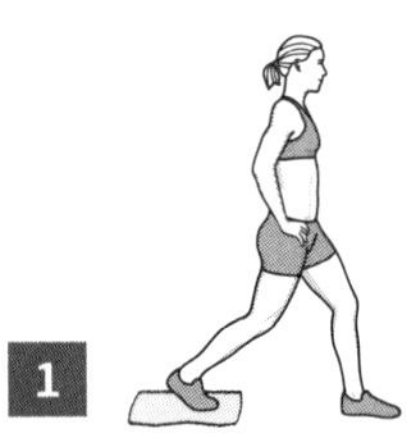

Gleitender Ausfallschritt

1. Einen Ausfallschritt einnehmen. Dabei befindet sich die Fußspitze des hinteren Fußes auf einem Handtuch. Die Fußspitzen beider Füße zeigen nach vorn.

2. Das hintere Knie bis kurz vor Bodenkontakt absenken. Dabei gleitet der hintere Fuß auf dem Handtuch weiter nach hinten. Das vordere Knie bleibt über dem Mittelfuß ausgerichtet. Danach den hinteren Fuß mit Kraft gleitend wieder nach vorn ziehen und zurück in die Ausgangsposition aufrichten.

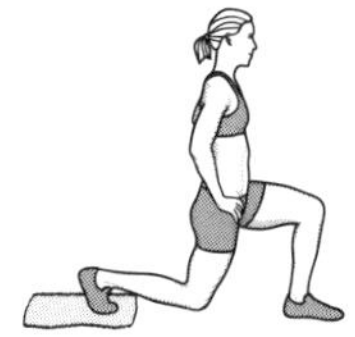

2

Erhöhter Ausfallschritt

1. Aus dem aufrechten, hüftbreiten Stand einen Ausfallschritt einnehmen, bei dem der hintere Fuß etwas erhöht ist und zum Beispiel auf einer Kiste, Bank oder Couch steht. Die Fußspitzen zeigen nach vorn. Die Hände an die Hüften legen und den Blick gerade nach vorn richten.
2. Das hintere Knie bis kurz vor Bodenkontakt absenken. Das vordere Knie bleibt über dem Mittelfuß ausgerichtet. Danach wieder zurück in den Stand kommen.

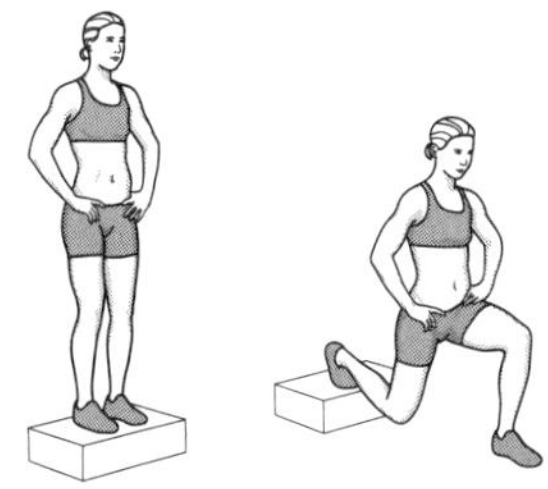

1 2

Gleitender seitlicher Ausfallschritt

1. Einen aufrechten, hüftbreiten Stand einnehmen und einen Fuß seitlich auf ein kleines Handtuch setzen. Die Hände an die Hüften anlegen.
2. Mit dem Fuß, der sich auf dem Handtuch befindet, zur Seite gleiten. Das Knie des Standbeines beugen und dadurch das Gesäß nach hinten und unten schieben. Der Rücken bleibt gestreckt. Danach wieder in die Ausgangsposition aufrichten.

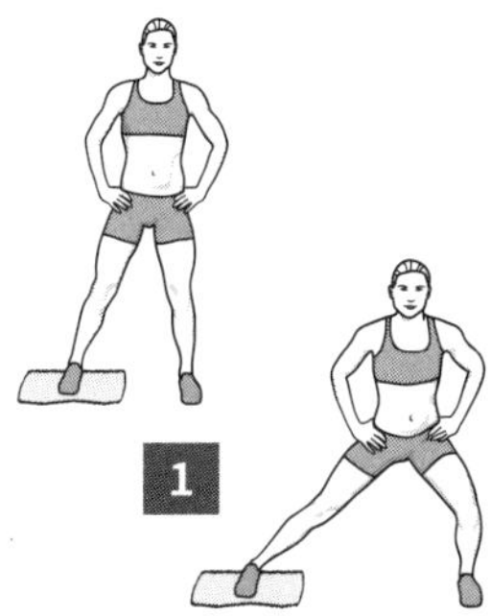

1 2

Beckenheben

1. Eine Rückenlage mit aufgestellten Fersen einnehmen. Die Knie befinden sich in etwa im rechten Winkel. Die Arme liegen seitlich am Körper, die Handflächen sind zum Boden gerichtet.
2. Das Becken durch die Kraft der Gesäßmuskulatur so weit wie möglich nach oben schieben. Danach bis kurz vor Bodenkontakt wieder absenken.

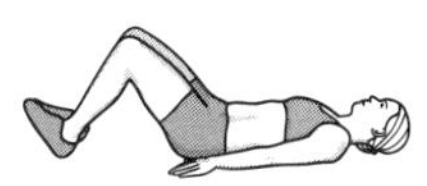

1

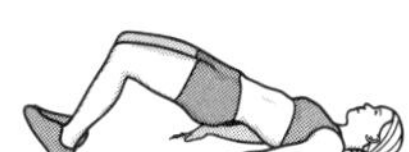

2

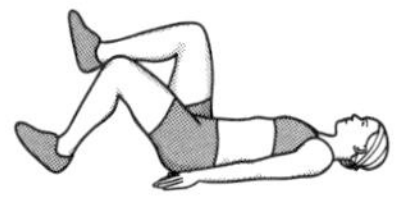
1

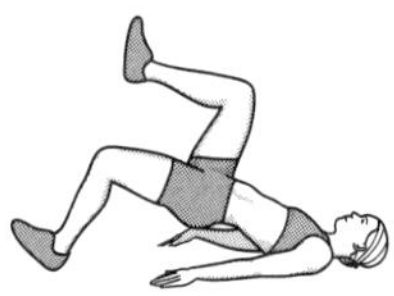
2

Einbeiniges Beckenheben

1. Eine Rückenlage einnehmen. Die Ferse eines Fußes aufsetzen, sodass sich das Knie auf dieser Seite im rechten Winkel befindet. Das gegenüberliegende Bein angewinkelt nach oben nehmen, sodass der Oberschenkel senkrecht nach oben zeigt. Die Arme befinden sich seitlich am Körper, die Handflächen sind zum Boden gerichtet.
2. Das Becken so weit wie möglich nach oben anheben. Danach wieder bis kurz vor Bodenkontakt absenken.

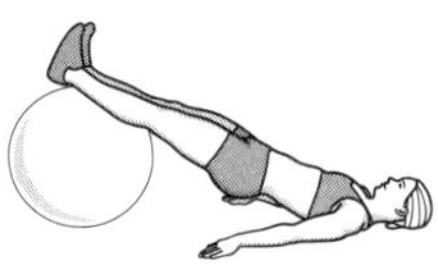
1

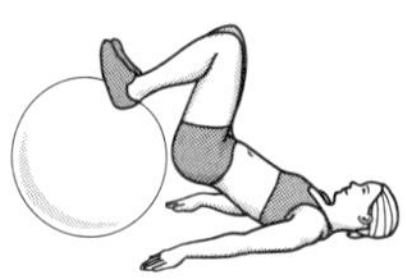
2

Beincurl mit Gymnastikball

1. Aus der Rückenlage beide Unterschenkel auf dem Gymnastikball auflegen. Das Becken ist angehoben. Sprung-, Knie- und Hüftgelenk befinden sich dabei in einer Linie.
2. Die Knie beugen und den Gymnastikball in Richtung Gesäß heranziehen. Danach die Beine wieder strecken.

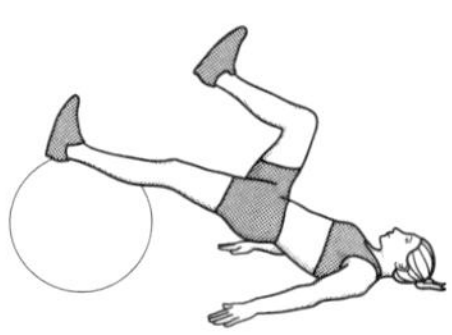
1

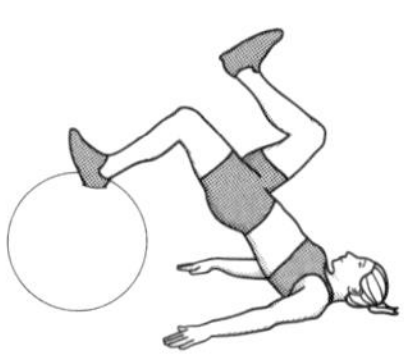
2

Einbeiniger Beincurl mit Gymnastikball

1. Aus der Rückenlage beide Fersen auf dem Gymnastikball aufsetzen. Das Becken anheben und dabei den Ball wegrollen, bis die Beine gestreckt sind. Sprung-, Knie- und Hüftgelenk befinden sich dabei in einer Linie. Ein Bein angewinkelt anheben und das Knie Richtung Brustbein ziehen.
2. Mit dem anderen Bein den Gymnastikball Richtung Gesäß ziehen und das Bein anwinkeln. Danach das Bein wieder nach vorn strecken.

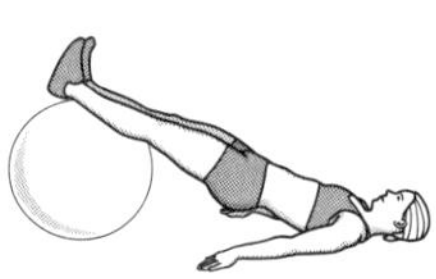

Umgedrehte Planke mit Gymnastikball

Aus der Rückenlage beide Fersen auf dem Gymnastikball aufsetzen. Die Arme liegen seitlich des Körpers am Boden. Das Becken anheben. Der gesamte Körper befindet sich von den Fersen bis zu den Schultern in einer Linie. Die Position für die angegebene Zeit halten.

Beinabspreizen aus der Seitenlage

1. Eine Seitenlage einnehmen und das Miniband knapp oberhalb der Knie fixieren. Die Beine etwa rechtwinklig gebeugt nach vorn ablegen. Das Becken steht dabei senkrecht. Der Kopf ruht auf dem oberen Arm. Die freie Hand auf der Hüfte auflegen.

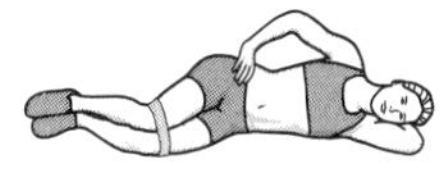
1

2. Das obere Bein gegen den Widerstand des Bandes anheben. Die Füße behalten dabei den Kontakt zueinander. Das Becken bleibt stabil. Dann das Bein wieder absenken.

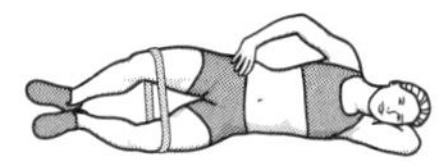
2

Tipp: Sollte das Becken bei der Übungsdurchführung nach vorn oder hinten kippen, mit der freien Hand vor dem Oberkörper abstützen, um den Körper zu stabilisieren.

Beinpendel im Stehen

1. In einen aufrechten, hüftbreiten Stand stellen. Mit dem Gymnastikband eine Schlaufe bilden und mit einem Sprunggelenk in die Schlaufe steigen. Der andere Fuß fixiert das Band, alternativ das Band an einem festen Gegenstand fixieren. Das Bein anheben und auf Spannung bringen.

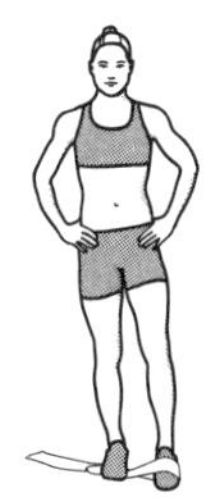
1

2. Das angehobene Bein vor dem Körper auf die entgegengesetzte Seite ziehen oder vom Fixierpunkt wegbewegen. Wieder zurückführen. Das Band bleibt dabei immer auf Spannung.

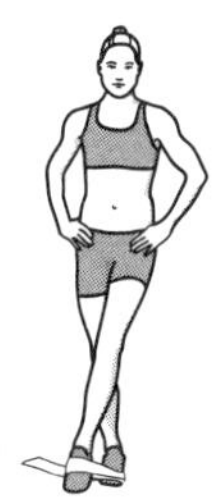
2

Variante: Alternativ kann diese Übung auch mit einem Miniband ausgeführt werden. Hier den Gummiloop einfach oberhalb der Sprunggelenke um beide Beine legen.

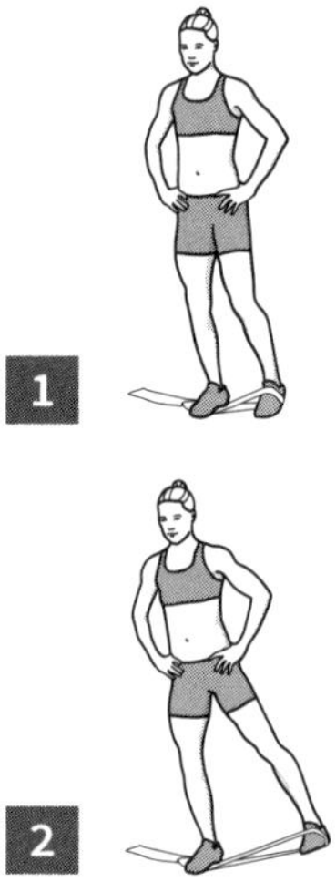

Beinabspreizen im Stehen

1. In einen aufrechten, hüftbreiten Stand stellen. Mit dem Gymnastikband eine Schlaufe bilden und mit einem Sprunggelenk in die Schlaufe steigen. Der andere Fuß fixiert das Band, alternativ kannst du das Band an einem festen Gegenstand fixieren. Das Bein anheben und auf Spannung bringen.
2. Das angehobene Bein seitlich vom Körper anheben. Dann wieder zurückführen. Das Band bleibt dabei immer auf Spannung.

Variante: Alternativ kann diese Übung auch mit einem Miniband ausgeführt werden. Hier den Gummiloop einfach oberhalb der Sprunggelenke um beide Beine legen.

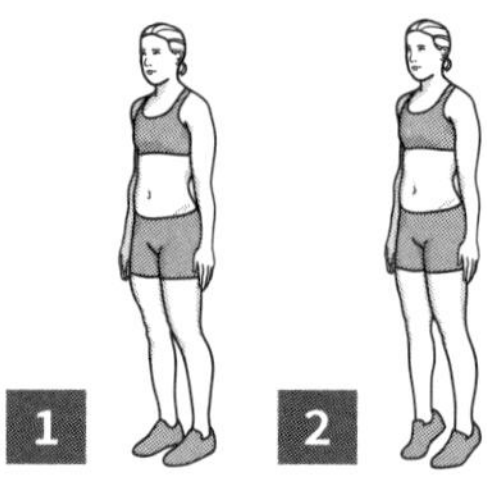

Wadenkräftigung

1. In einen aufrechten, hüftbreiten Stand stellen.
2. Die Fersen kontrolliert anheben und wieder absenken.

Übungsregister

Weitere Titel der Reihe

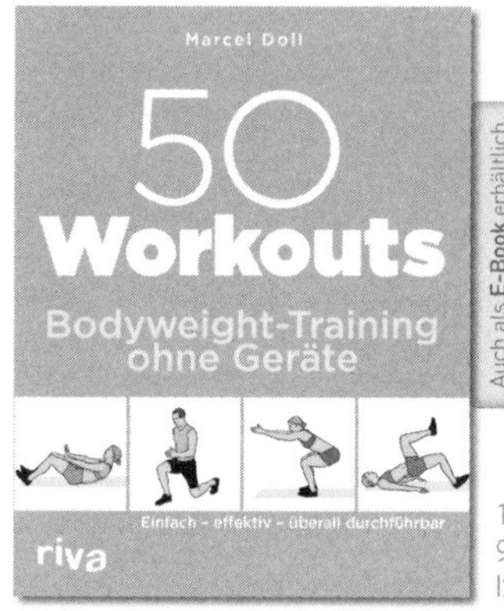

144 Seiten
9,99 € (D) | 10,30 € (A)
ISBN 978-3-7423-0172-7

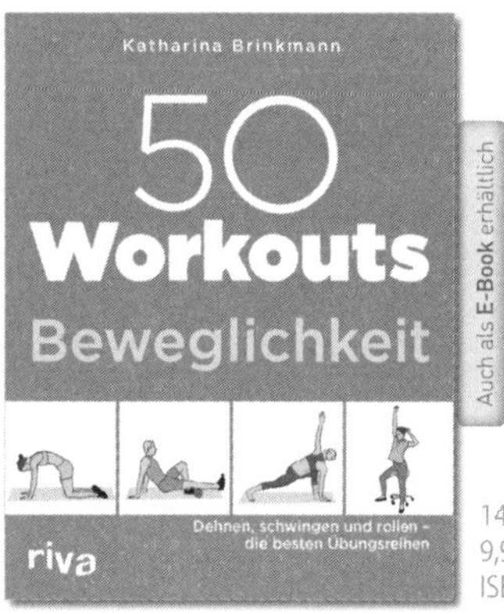

144 Seiten
9,99 € (D) | 10,30 € (A)
ISBN 978-3-7423-1026-2

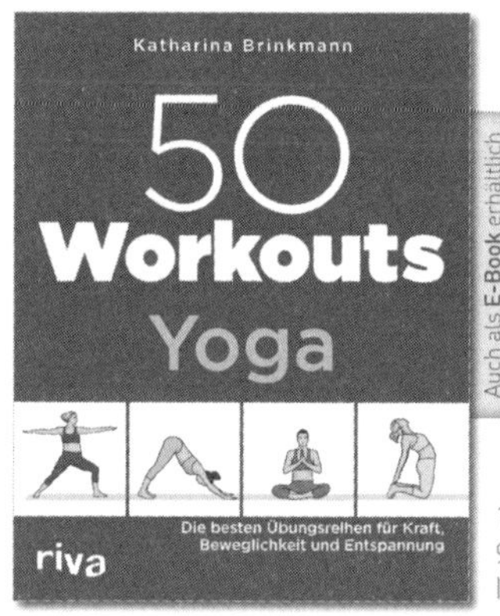

144 Seiten
9,99 € (D) | 10,30 € (A)
ISBN 978-3-7423-0298-4

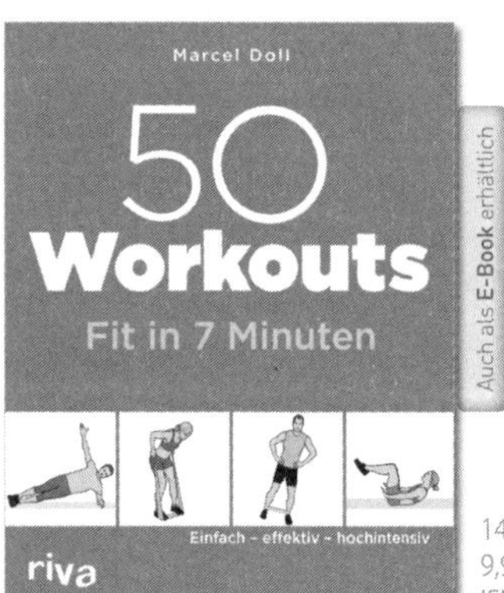

144 Seiten
9,99 € (D) | 10,30 € (A)
ISBN 978-3-7423-0173-4

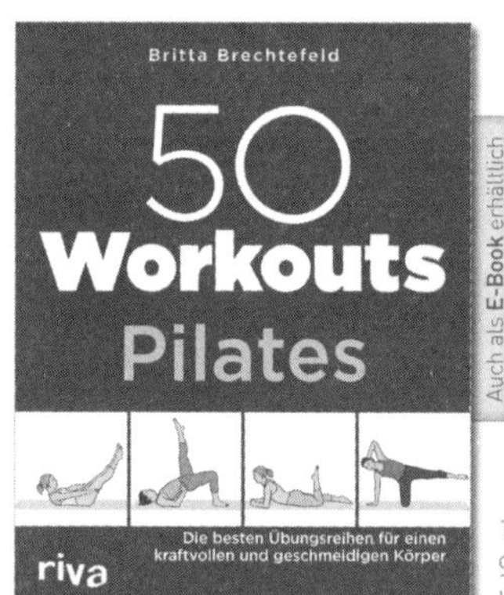

144 Seiten
9,99 € (D) | 10,30 € (A)
ISBN 978-3-7423-0973-0